はじめての

鍼灸マッサージ治療院
開業ベーシック
マニュアル

医道の日本社 編集部 編

医道の日本社
Ido·No·Nippon·Sha

Part 1 コンセプトを立案する

治療院開業までの手順 …… 6
コンセプトの必要性 …… 8
SWOT分析をしてみよう …… 12
ポジショニング分析と患者層の想定 …… 14
6W2Hリストを活用しよう …… 16
なぜ治療院を開業したいのか考える …… 18
開業スタイルを決めよう …… 20
開業スタイル別メリット・デメリット …… 22
売上についての基本的な考え方 …… 24
経費を削減する …… 26
ワークシート …… 28
SWOT分析・ポジショニング分析・英雄神話から理念を考える・6W2Hリスト

Part 2 エリアと物件を考える

立地・物件選びの重要性 …… 32
開業エリアを探す …… 34
開業予定地の絞り込み方 …… 36
開業物件を探す …… 38
物件の具体的な探し方 …… 40
内覧で実際に物件を見る …… 42
賃貸申込書の提出 …… 44
賃貸契約書の締結 …… 46
コラム 不動産用語集 …… 48

Part 3 内装と備品を準備する

内装を考える …… 50
内装業者の探し方 …… 52
内装業者へのイメージの伝え方 …… 54
デザインと工事の業者を分けて発注する …… 56
治療院の外観を考える …… 58
治療院内の動線を考える …… 60
スケルトン物件の内装 …… 62
居抜き物件の内装 …… 64
DIYで行う内装工事 …… 66
必要な機器・備品を揃える …… 68

内装実例紹介
Case：1 はりきゅう処群青 …… 70
Case：2 鍼屋岩田 …… 74
Case：3 治療院アジアート …… 77

コラム 内装工事費用の実例 …… 80

Part 4 開業資金を準備する

開業資金はどれくらい必要か …… 82
運転資金はどれくらい必要か …… 86
自己資金の貯蓄 …… 88
融資を受ける …… 90
どこから融資を受けるのか考える …… 92
公的機関から融資を受ける① …… 94
公的機関から融資を受ける② …… 96
民間の金融機関から融資を受ける …… 98
身内・知人から融資を受ける …… 100
事業計画書を準備する …… 102
返済計画を立てる …… 106

コラム 個人経営を選ぶ？ 法人経営を選ぶ？ …… 108

Part 5 開業の届け出と開業後の経理・事務

保健所に届出書を提出する …… 110
税務署に届出書を提出する …… 114
確定申告について知る …… 116
保険制度について知る …… 120
治療院用の口座を用意する …… 122
領収書を準備する …… 124
コラム 開業に適した時期とは？ …… 126

Part 6 その他の開業準備

宣伝の工夫 …… 128
ウェブの活用 …… 130
治療院名の決め方 …… 132
治療価格の決定方法 …… 134
マイナンバーについて …… 136
カルテを準備する …… 138
コラム スタッフの雇用 …… 140
開業準備チェックリスト …… 141
開業目標シート …… 142

part.1

コンセプトを
立案する

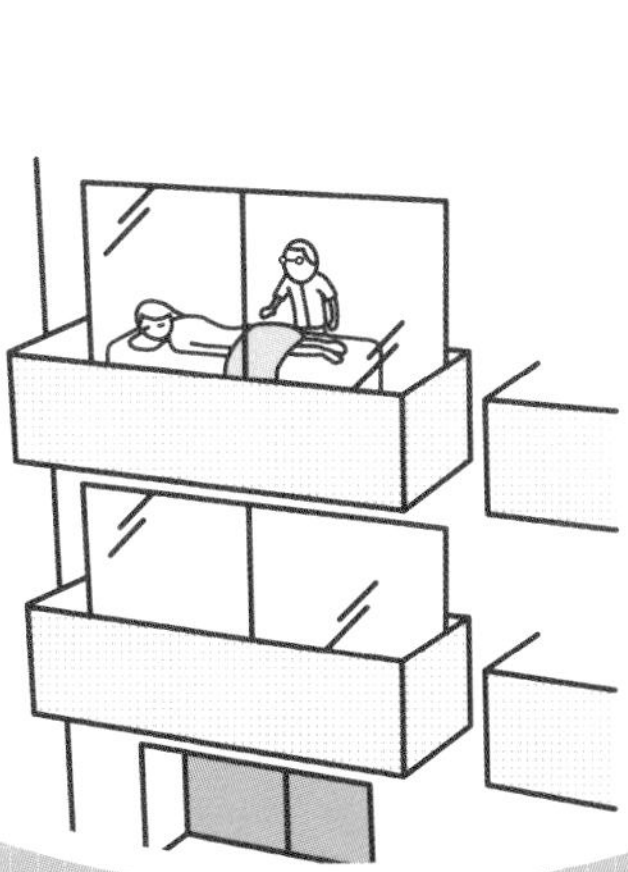

Part.1

1 治療院開業までの手順

治療家になってから どのタイミングで開業するか

卒業して国家試験に合格し、いざ鍼灸師・あん摩マッサージ師となったとき、「いつどのタイミングでどのように開業するのか」という問題に直面する人も多いでしょう。

特に、30〜40代の学生は、年齢のハードルや目的意識の高さから、卒業後に勤務する道ではなく、すぐに開業したいと考える人も少なくないと思います。

一般的には学校を卒業して数年の治療院勤務を経て開業するケースが多いようです。治療技術を磨いたり、地域や業界との情報共有や人脈作りなど地盤を築く修業期間を設けることは、独立開業後の運営に役立てることができます。

いずれにしても漠然とした目標ではなく、自分が開業してからやりたい具体的な目標を持つことができたタイミングで一歩を踏み出すのがベストです。

治療院を開業するまでの一般的な流れ

「自分の治療院を持ちたい」と真剣に考え始めたら、まずは、開業する治療院で、どんな患者にどんな治療を施したいのか、コンセプトを立てましょう。さらに、自宅開業なのか、別に物件を用意するのか、はたまた往療で開業するのかなどの開業スタイルを選びます。鍼灸治療院の場合、鍼とベッドがあれば開業できるため、自宅で開業をして初期費用を抑えることができるのが大きなメリットです。また、はじめは往療で開業してある程度患者がついてから、場所を借りて開業する、という手段もあります。

開業スタイルを決めたら、コンセプトに合わせた内装工事やインテリア、備品を準備しなくてはいけません。内装も開業の際に大きな金額がかかるので慎重に考えます。

ここまで準備をしたら、保健所へ提出する施術所開設届、税務署へ提出する開業届出書を準備します。さらに集患のための広告やホームページなども開業日に合わせて準備し、必要であれば内覧会などを行います。

こうしたすべての工程で重要になってくるのが資金面です。自己資金のみで開業するのか、あるいは融資を受けるのか、資金調達の方法を考えなければなりません。

開業後に多くの患者を集め、運営を軌道に乗せてこそ開業成功といえます。「なんとなく開業」するのではなく、開業までの各工程を、自分の信念に乗っ取って決定することは、治療家としての成功の第一歩となるでしょう。

本書は、「治療院を開業をしたい、でも何から始めてよいか分からない」という読者に向けて、はじめての治療院開業の際に考えるべきこと、用意すべきことを順に解説しています。

【 開業までの一般的な手順 】

コンセプトを考える　治療院の方向性、治療家としての主軸となるコンセプトをしっかり固めます
p.8

↓

開業スタイルを考える　自宅開業、往療、店舗を借りるなど、開業スタイルもさまざまな選択肢があります
p.20

↓

物件を探す p.38
立地を考える p.32
資金の調達 p.82

↓

内装を準備する p.50
備品を調達する p.68

↓

PR 方法を考える p.128
各種届出の提出 p.110

↓

開業

資金面は常に念頭に置いて
準備を進める

開業を考えたときに、だれもが最も不安に思うのは「開業資金」についてです。詳しくは Part4 で解説しますが、開業資金の 1/3 程度は自己資金（自分で貯めたお金）で賄うのが理想です。開業資金の概算を出して、1/3 が集まっていないと開業はできないというわけではありませんが、将来的に開業を考えている場合、学生時代や治療院勤務のうちから少額ずつでもコツコツと貯めておくと融資を受ける際に金融機関からの心証もよくなり有利です（p.88 参照)。開業までの道のりも、開業してからの運営も、計画性が重要です。

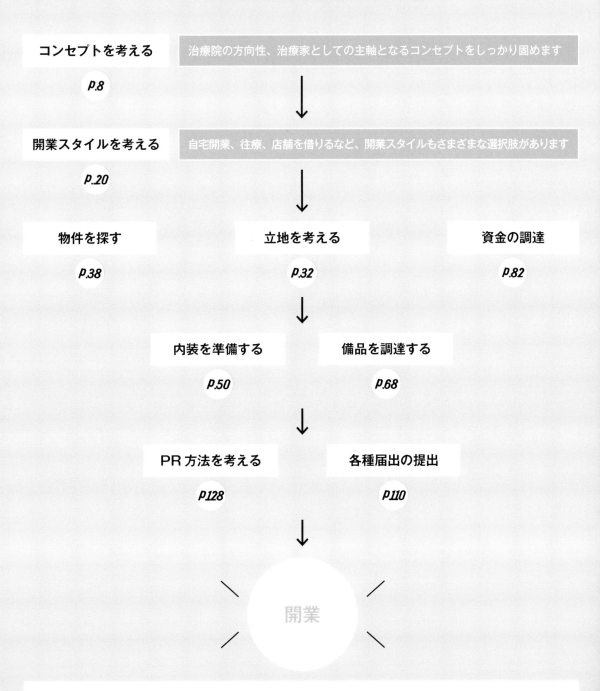

Part.1

② コンセプトの必要性

コンセプトは羅針盤であり治療家の真髄である

開業に際し、まずはしっかりとしたコンセプトを立てる必要があります。コンセプトを立てるとは「どんな治療院にしたいのか」「どんな患者に来てほしいのか」「どんな価値観を患者に提供していくのか」という方向性を決めることです。コンセプトは、開業準備の各工程で迷いが生じたとき、最良の選択をするための羅針盤となります。どんな治療院を作りたいのかを明確にすることが、治療院開業のファーストステップです。

これから開業を考えている人が一番不安になるのは、「ちゃんと患者が来てくれるのか」ということだと思います。もちろん患者が来なければ、治療院経営は成り立ちません。

「治療テクニックを磨いてきちんと治せば、患者は自然とついてくる」というのも一つの真理です。しかし、臨床力を磨くには、一定数以上の患者を治療して経験を積まなければいけません。たとえ開業前に修業を積んですでに高い治療技術を持っていたとしても、臨床力を発揮し、自院のよい評判を広げるだけの患者数を確保しなくてはいけません。初期の集患に際しても重要な役割を担うのが、治療院のコンセプトなのです。

自院を選んでもらうきっかけを作る

現在、免許保有者が増加し、治療院がどんどん増えています。その中で患者に自院を選んでもらうには、どんな治療院で、どんな治療を行っているのか、相手に明確に分かってもらう必要があります。

ただでさえ一般の患者にとっては、治療院は他院との差が分かりづらいです。

自分がやりたい治療法や、得意な治療法を主軸にして、患者にアピールしたいことが明確になるようなコンセプトを立案しましょう。

治療院にはさまざまなタイプがある

ゼロから自院の像をイメージするのが難しい場合は、巷の治療院がどんなコンセプトで開業しているのかを参考にしてみましょう。よく観察すると、いくつかのタイプがあることが分かると思います。おおまかなタイプで分け、自院はどのタイプにしたいのかイメージしてみましょう。まずは、治療法特化型タイプです。経絡治療、中医学、刺さない鍼など、治療法そのものを明確なセールスポイントとして打ち出すタイプです。自分の得意な治療法で、多くの患者のあらゆる症状を治療することができます。ただし、ほとんどの患者にとって専門的な治療法の違いを理解することは困難です。あまり前面に打ち出し過ぎるとかえって避けられる可能性もあるので要注意です。同じ治

【 コンセプトを決める際に決めること 】

□ 治療家として自分のやりたい方向性とマッチしているか

□ ターゲットとする患者が想定できるか（p.14）

□ 開業スタイル（p.20）や立地があらかじめ決まっている場合は現実的に可能かどうか

□ 予算があらかじめ決まっている場合は現実的に可能かどうか

□ 複数のコンセプトを掛け合わせるのは OK だが、盛り込みすぎてブレていないか

治療院の方向性
（コンセプト）

治療家として
どうありたいか
人生の根幹
にもなる

さまざまな治療院コンセプトの例

こだわりの治療法で勝負する
治療法をメインコンセプトにする

経絡治療／中医学／現代鍼灸／刺さない鍼／長野式／山元式新頭針療法／痛くない鍼／熱くない灸／オーダーメイドの治療／など

患者・治療内容を絞り込む
専門治療院をメインコンセプトにする

女性専門／美容鍼／小児鍼／専門治療院（腰痛・肩こり・うつ・頭痛・リウマチ・眼精疲労など）／不妊・妊婦治療／スポーツ疾患専門／音楽家専門／など

地域の頼れる治療家を目指す
地域密着型をメインコンセプトにする

往療／介護施設併設／地元医療機関との連携／認知症対応／障害者訪問／お灸教室／など

他とは違う一風変わったスタイル
個性派治療院をメインコンセプトにする

クイック治療／夜間営業／カフェや薬局の併設／ダブルライセンスを生かした経営や他業種との連携（栄養カウンセリングの実施・オーダーメイドシューズ作り・トレーニング指導など）／BtoB 営業でオフィス訪問／など

療法で分けるタイプでも、専門用語を使うのではなく、「痛くない鍼」「熱くない灸」「オーダーメイドの治療」のように、やさしい言葉で表現するとよいです。同業者ではなく、まったく鍼灸を知らない自分の友人に話しても伝わるよう心がけましょう。初めての患者にとって、鍼灸院のハードルがかなり高いことを忘れてはいけません。

　また、地元や自宅で開業を考えている人には「地域密着型」をコンセプトの主軸に置いてみましょう。例えば、若い夫婦が多いエリア、高齢者が多いエリアでは、受け入れられやすい治療方針、内装もまったく違ってきます。若い夫婦が多ければ、キッズスペースの設置や、不妊症患者へ治療などを考慮する必要があります。高齢者が多いエリアでは手すりの設置や大きな文字での案内、往療対応を考えなければいけません。慣れ親しんだ地元での開業や、自宅開業で「地域密着型」を標榜する場合は、ターゲット層をよく見極め、コンセプトに合った治療院づくりを意識しましょう。

　また「女性専門の鍼灸院」「子どものための鍼灸院」というように特定の患者層に絞る「ターゲット特化型」治療院もあります。こちらも重要なコンセプトの一つです。得意な治療が患者層を絞れる分野（美容鍼や小児鍼など）ならば、ターゲットが明確になっている分、患者からも選ばれやすいでしょう。

　さらに、「腰痛専門」「不妊治療専門」「肩こり専門」と疾患の専門を打ち出すところも増えてきました。どんな疾患でも対応できるのが鍼灸の魅力の一つですが、あえて専門を絞ることで治療院の方向性をはっきりと伝えることができます。ターゲットに合う患者にとっては、通院の動機づけ（治療院に行ってみようというきっかけ）がしやすい治療院になるでしょう。

　近年は、これまでの治療院像を覆すような一風変わった、「個性派」治療院も増えてきました。例えば、内装を豪華にして高級感を演出したり、ビジネスマンが昼休み中に受けられる短時間の治療メニューを用意するなど、経営＋サービスの形態で差別化している治療院です。会社帰りのビジネスマンに向けて夜間営業を行ったり、治療の前後にゆっくりできるカフェを併設するなどの特徴を前面に出すのも、このタイプに分類されます。

　このように、それぞれの治療院が自らの打ち出したいサービスやイメージに沿って院をつくっています。あなたも、まずは何を打ち出していきたいのか、どのタイプで行きたいのかを決めなくてはなりません。

　もちろん、どれか一つのタイプにきっちり収まらなければならないわけではありません。しかし、例えば「地元密着で不妊をメインに経絡治療を行っているゴージャスな鍼灸院」のように、あまり欲張りすぎると、特徴が分かりづらくなってしまいます。治療方法や患者ターゲット、経営形態など、自分が考えるセールスポイントのなかでも、一番プッシュするべきものは何かを決めましょう。

分析方法を使って特徴を明確化する

　自分が一番プッシュしたいものを明確にするにはいくつかの方法があります。本書ではＳＷＯＴ分析やポジショニング分析などのマーケティングで使われる方法を紹介しています。

　ＳＷＯＴ分析は自分の長所を割り出すのに用います。また、ポジショニング分析では競合と自分の違うところを分析することで自分の特徴を明らかにします。さまざまなテクニックを試して、軸を固めましょう。

先輩
Voice

「治療院コンセプトはどのように決めましたか？」

（コンセプトやコンセプト決めの一例）

1人開業1人運営の鍼灸専門治療院です。「痛みへの治療」ではなく、自分が興味のある自律神経の乱れによって起こる諸症状を専門に治療する治療院を目指しました。

以前勤務していた治療院の近くの開業だったので、勤務時代から感じていたその地域の患者様の需要と、自分の性別やライフスタイルからターゲットを「働く女性」にしぼりました。

鍼灸に対する「古い」「痛い」イメージを変え、美容を入口にして鍼灸の需要をもっと増やしたいと願って開業しました。その主軸をベースに「全身治療」、「オーダーメイド治療」、「痛くない美容鍼」、「丁寧な接遇」など、プラスアルファの特徴を色々と決めていきました。

会社員時代の自分自身の体調不良をきっかけにして鍼灸に興味を持ちました。当時、女性特有のつらさについてまだまだ世間からの理解がなく、女性たちの間でも正しい情報交換がなされていないと感じていました。そこで、開業時は女性専門にしようと考えました。

鍼灸整骨院に勤務していましたが決められた僅かな時間内で、画一的な治療をしていることに疑問を感じて、開業するならば一人ひとりにオーダー的な治療をしたいと考えていました。その後、勤務先の鍼灸整骨院の方針と溝が深くなり、独立を決意しました。

卒業をして、現代鍼灸を行う治療院にスタッフとして勤務していましたが、患者としてある鍼灸院に行き、経絡治療と出会ったのが転機となりました。そこからは、自分が開業するなら経絡治療でやっていこうと思うようになりました。勤めていた治療院が、自由にやらせてくれるところではなかったので、「経絡治療をやるなら開業するしかない」と考えてコンセプトを「経絡治療」とする治療院の開業に踏み切りました。

県の中心地での開業が決まっていたため、どのような方に利用してもらいたいか、もしくは利用してもらえるかから考え、30代～40代の女性をターゲットにする治療院というコンセプトにしました。

整形外科の勤務経験のみで、鍼灸院や治療院の雰囲気がまったく分かりませんでした。一般の鍼灸院を知らないことを逆手にとり、コンセプトを「明るく、鍼灸院らしくない治療院」にしました。また、マッサージは併設せず、HPにも「なんでも治療できます!」ではなく、鍼灸専門の内科的な症状の治療を中心とした鍼灸院とコンセプトをしぼりました。

「九鍼」という古代から伝わる鍼と各種の灸を用いた治療をコンセプトにしています。病院の鍼灸外来や、鍼灸専門学校の講師など、治療院以外の収入もあったので、徐々に患者さんが増えてくれればよい、というような思いで開業しました。

開業地の県民性が、新しいものに敏感という特性があるように思えました。開業地の住民のメンタリティにマッチするように、「鍼灸（古きよきもの）＋アロマ（新しいもの）」という新旧を組み合わせた治療院にしようと考えました。

「鍼灸」は古いイメージがあり、「鍼灸＝接骨院」というイメージが強いと思うので、そのイメージから離れて、若い人にも魅力を感じてもらえるような治療院づくりを目指しました。院の雰囲気が人の心を左右すると思い、「入りたくなる治療院」「興味を持ってもらえる治療院づくり」というコンセプトはずっと決めていました。

Part.1

3

SWOT分析をしてみよう

SWOT分析で自己分析を行ってみよう

SWOT分析は、ビジネスや個人のプロジェクトにおいて、外部環境（自分を取り巻く周囲）と内部環境（自分の特徴など）を、強み、弱み、機会、脅威の4つのカテゴリーで要因分析する方法です。

まず「強み」には、自分の得意な治療法や経験、人脈、自分自身の長所、自分自身が武器にしていることなどを書き出します。逆に「弱み」には、不得意なことや、開業にあたって気がかりなことを書き出します。

「機会」には、社会的な要因や周囲の環境で治療院開業を後押ししてくれそうなことを書き出します。例えば、「健康ブームがきている」「高齢社会で需要が増加している」などです。いわゆるビジネスチャンスとなるものを書き出しましょう。

最後に「脅威」には開業にあたってリスクとなるような社会的要因を書き込みます。例えば、「無資格者の参入」や「近所に治療院が増加している」などです。

自分一人では書き出せない場合は周囲の人に協力してもらって書き出すとよいでしょう。

SWOTを組み合わせて治療院の戦略を考える

「強み」「弱み」「機会」「脅威」が書き出せたら、次はそれぞれの項目を組み合わせて、「治療院のコンセプトとしての形」に落とし込んで考えてみます。

たとえば「強み」の欄に「介護施設での勤務経験がある」という項目があって、「機会」に「高齢化社会によるニーズの増加」があれば、「高齢者向けの治療院」という明確なコンセプトが考えられます。「強み」と「機会」の組み合わせの項目では、あなたが今開業しても問題ない治療院だといえるでしょう。

逆に「弱み」と「脅威」の組み合わせで出てきたコンセプトは、自分も苦手なジャンルで、需要も見込めないため、開院するメリットがない治療院です。

また、「弱み」と「機会」の組み合わせで発案したコンセプトはすでに競合の治療院が行っているかもしれません。しかし、発案したコンセプトがチャレンジしたい内容ならば、自分の「弱み」を克服・改善することで道が開ける可能性があります。

ちなみに、「脅威」と「強み」の組み合わせは、同じ「強み」を持った治療家も周囲の状況が原因で開業にふみきれていない戦略かもしれません。何か一工夫をして「脅威」を打破することができれば、ビジネスチャンスになるでしょう。

自分の治療院を見直すために、このSWOT分析を開業後も毎年自院の健康診断として、定期的に行いましょう。今の「強み」は何か、さらに患者を増やす「機会」はないか、常に厳しい目でチェックする姿勢が大切です。

【SWOT分析をコンセプト立案に活用する例】

機会（Opportunity）

開業において「追い風」となること。主観的な意見だけでなく、経済新聞、鍼灸業界のトレンド情報、近所の口コミなどを常に意識しておくことが大切です。ポジショニング分析（p.14）をヒントにしてもよいです。

ex

・美容鍼灸が話題となり、マスコミにも取り上げられている。
・最近、「お灸女子」という言葉も生まれたほど、手軽にできる温灸の効果がマスコミで取り上げられている。

強み（Strength）

自分の武器になること、長所。なかなか思いつかない場合、周囲の人に協力してもらってできるだけ書き出します。強みは、コンセプトとして主軸に打ち出しやすい項目です。

ex

・鍼灸師以外に、美容師免許、ネイリストの資格を持っている、エステティシャンの勉強をしていて実務経験がある。
・学生時代のサークル活動を通して人脈とコミュニケーション力は持っている。

強み×機会

ex　若い女性向け美容鍼灸院

脅威×強み

ex　年配者向けの美容・健康鍼灸院

脅威（Threat）

開業において、「障害」となること。自分ではどうしようもない周囲の傾向を書き出します。主観的な意見だけでなく、経済新聞、鍼灸業界のトレンド情報、近所の口コミなどを常に意識しておくことが大切です。

ex

・開業予定地域は年配者が多く、どの業態も新規開業しても長く続かない。
・開業予定地域には古くから地元の高齢者で繁盛している鍼灸治療院、整骨院が数件ある。

弱み（Weakness）

自分の弱みになること、短所。普段悩んでいること、克服したいと考えていることを中心にできるだけ書き出します。コンセプトを立案する際、避けたほうがよい内容です。

ex

・深く鍼を刺入するのが怖い。
・直灸はもぐさが小さいのでうまくひねれない。
・現在の貯蓄が少なく、資金力がない。

Part.1

4 ポジショニング分析と患者層の想定

近隣の競合に対して差別化できているか

SWOT分析を通して、需要を加味した治療院像を想像できたかと思います。

しかし、開業予定地と同一エリアにある治療院と差別化ができずに、似たコンセプトとなってしまった場合、相当な理由がない限り、患者は新しくできたよく分からない治療院ではなく、もともとその地で開業し続けている治療院に通うでしょう。

そこで、より明確に治療院のコンセプトを確立するために「ポジショニング分析」という方法で、自院と他院がどういった点で差別化できているのかを考えます。

例えば、自院が目指すコンセプトが「地域密着型の高齢者向け治療院」だとします。年齢層や価格で比較した場合、近くの治療院との間でどのくらい重なっているのかを表で示します。

この「ポジショニング分析」は縦軸と横軸の決め方に関して、絶対的な方法はありません。患者が重要視している軸を選ぶこと（例：価格・雰囲気・交通の便・専門性）、縦軸と横軸は独立性のある、性質が被らないキーワードを組み合わせることを意識してください（例：専門性⇔価格）。

近隣に競合しそうな治療院がないことが望ましいですが、差別化はできていても、そのエリアでは需要が見込めないためにこれまで特化されてこなかったコンセプトかもしれませんので、見極めが重要です。

患者を具体的に想定して来院の動機を考える

コンセプトを立てる際自分のやりたいことや周囲の環境を見極めることも大切ですが、同時に、「どんな患者に来院してもらうのか」をできるだけ明確に想定する必要もあります。想定している患者のイメージがぼんやりしたままで開業すると、立地や内装、営業形態がターゲットとしている患者層と合わずに「なかなか患者が来院しない」なんてことになりかねません。

自院を想定した患者に選んでもらうためには、治療院に来院してほしい患者の年齢、性別、職業、所得などをできるだけ具体的に書き出しましょう。

患者のイメージが固まったら、その人が「なぜ治療院に足を運ぶのか」の動機を考えます。当然、治療によって症状を改善したいという目的のために治療院に来院するわけですが、それだけではなく「立地」や「値段」「イメージ」「専門性」などのさまざまな要因が重なり合って「行ってみよう」という動機が形成されます。より具体的に患者の姿と来院動機を想定することで、立地、内装、営業時間、治療メニューの価格設定、広告の出し方、ウェブページの作りこみ方のヒントが生まれます。

【 ポジショニング分析の例 】

近隣の治療院と比べて、自院のイメージをどのあたりにするのかを決めましょう。

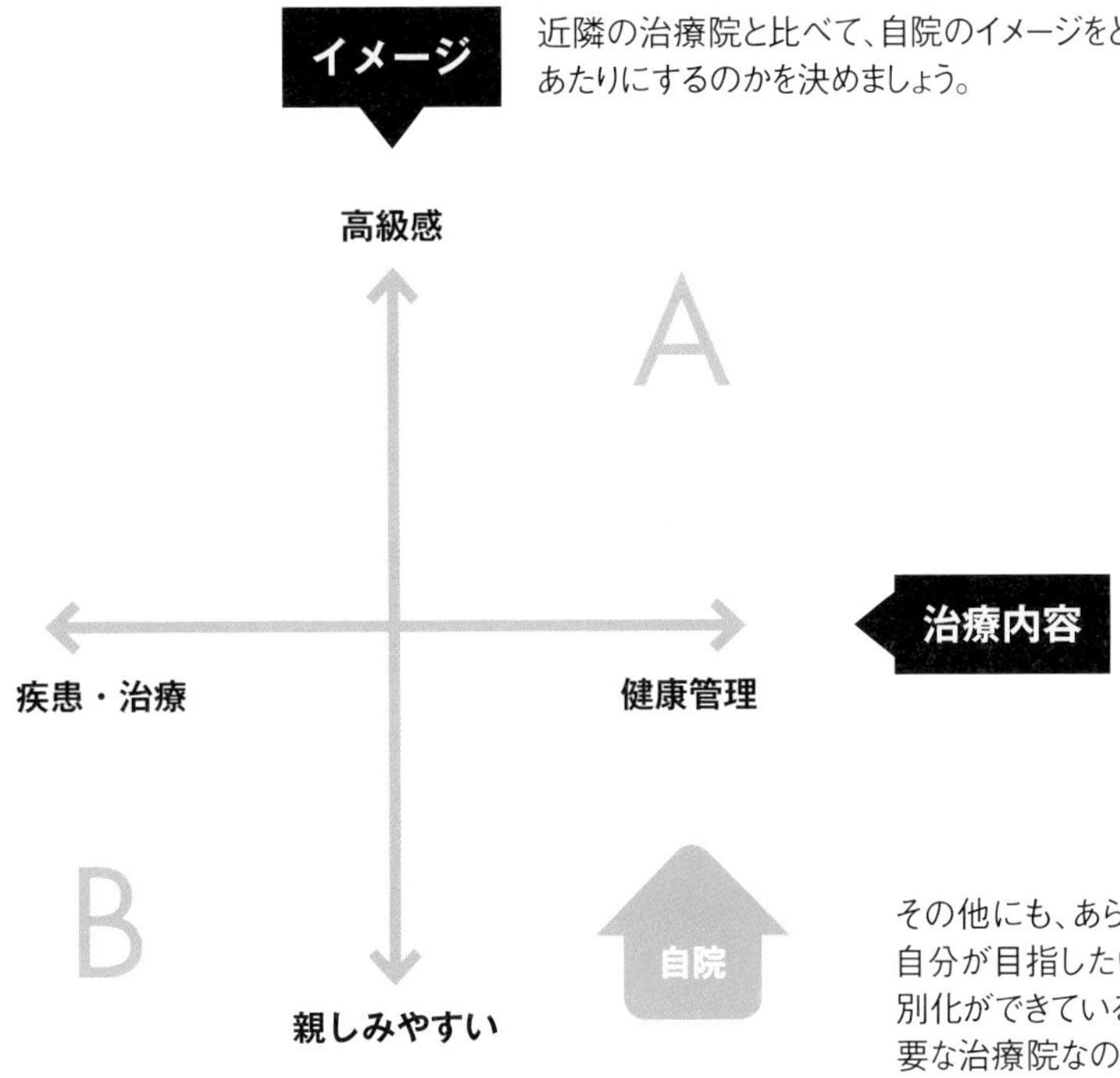
イメージ
高級感
A
疾患・治療
健康管理
治療内容
B
親しみやすい
自院

その他にも、あらゆる軸を比較して、自分が目指したいコンセプトが①差別化ができているか②この地域に必要な治療院なのかを比較します。

【 ターゲット層として、具体的な患者を想定する例 】

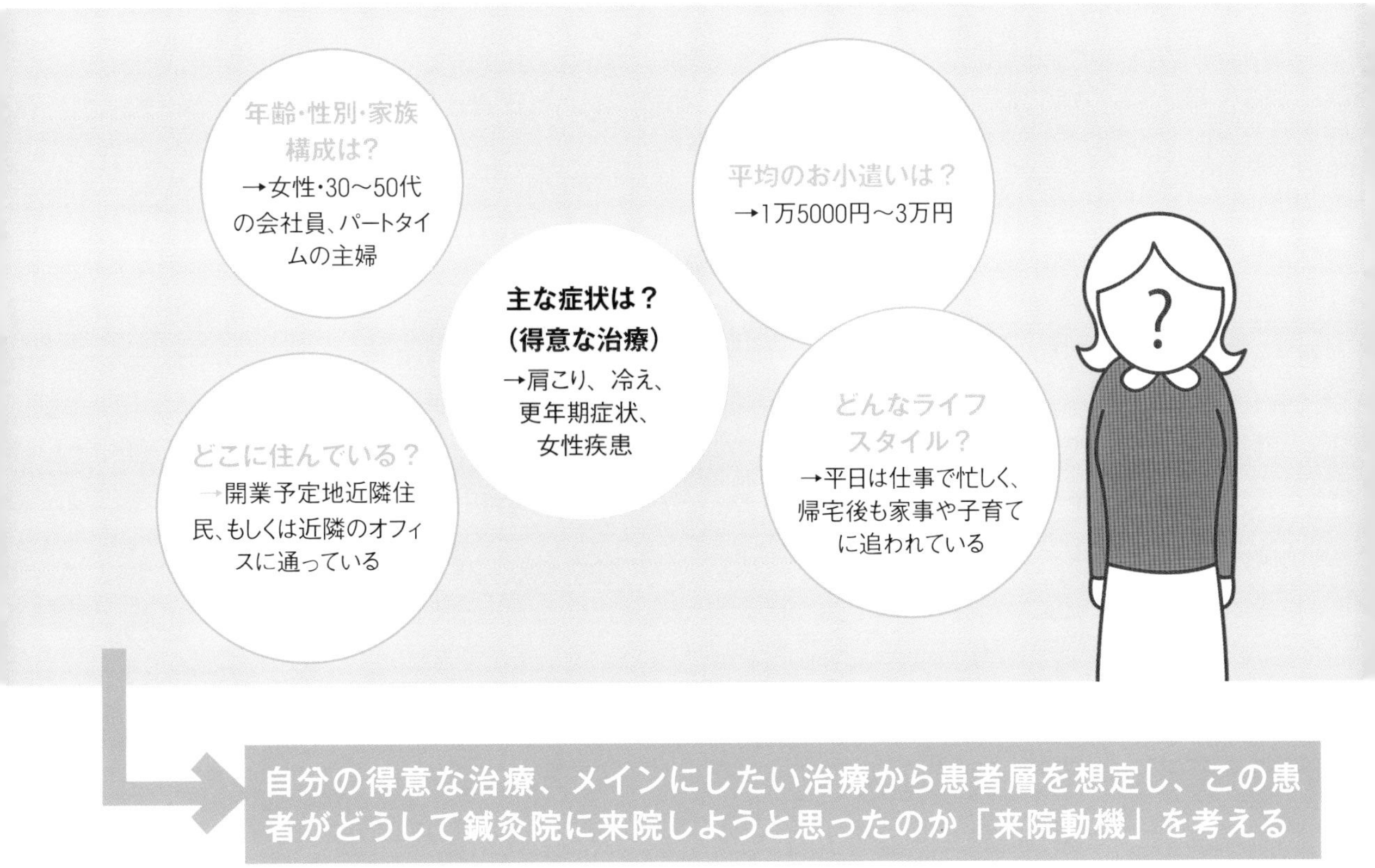
年齢・性別・家族構成は？
→女性・30～50代の会社員、パートタイムの主婦
平均のお小遣いは？
→1万5000円～3万円
主な症状は？（得意な治療）
→肩こり、冷え、更年期症状、女性疾患
どこに住んでいる？
→開業予定地近隣住民、もしくは近隣のオフィスに通っている
どんなライフスタイル？
→平日は仕事で忙しく、帰宅後も家事や子育てに追われている
?

自分の得意な治療、メインにしたい治療から患者層を想定し、この患者がどうして鍼灸院に来院しようと思ったのか「来院動機」を考える

Part.1

⑤

6W2Hリストを活用しよう

6W2Hリストで コンセプトをまとめる

ここで、最終的なコンセプトの立案のため、これまで検討したことを「6W2H」のリストを使って、まとめます。

6W2Hとは、誰が（Who）、誰に（Whom）、どこで（Where）、何を（What）、なぜ（Why）、いつ（When）、どのように（How to）いくらで（How much）という区分けで、開業のコンセプトを整理していきます。

〈誰が〉は自分の肩書き（たとえば、鍼灸師、鍼灸あん摩マッサージ師など）と、他にスタッフを雇う予定がある場合は資格名などを記載します。

〈誰に〉は、想定患者を記載します。患者のイメージが鮮明になればなるほど、アプローチの方法を具体的に検討できます。

〈どこで〉は開業予定地を表します。具体的に「都心から電車で○分で、駅から○分」など、立地を書きましょう。

〈何を〉は、主な治療メニューです。「オーダーメイド」、「経絡治療」、「刺さない鍼と円皮鍼」など、中心となる治療法を記載します。

〈いつ〉は営業時間など「時間」に関わることを書きます。なので、開業の時期、定休日も合わせて書きましょう。

〈なぜ〉は、自分が開業しようと思ったきっかけ、動機、理念、そして今後の目標を書きましょう。きっかけや理念がなかなか思いつかない場合は英雄神話（p.18参照）から先に考えてみてください。

〈どのように〉は、広告の方法、差別化の図り方、口コミの増やし方など、患者を集める方法について記載します。

〈いくらで〉は想定している治療メニューの価格を記載します。

整理したリストを元に 整合性と一貫性を確認

すべて記載した時点で、ターゲットの患者に向けた治療院が開業できるか、治療院のコンセプトに一貫性があるかどうか、何度も見直す必要があります。

あまりに散漫な内容だと、患者に自院の意図が伝わりません。一項目ずつ整合性を検討します。

また、リスト化したコンセプト通りの治療院を目指していても、準備を進めていくなかで、すべての工程が思い通りに進むとは限りません。「資金面で思った通りの内装工事ができない」など、想定通りに進まないことは珍しくありません。

開業準備の時点で何かを変更した時はこの6W2Hのリストを使って、もう一度他の項目すべてを見直します。もちろん変える必要のないものはそのままでかまいませんが、変更によって何かのバランスが崩れていないか、逐一確認します。そうすることで、コンセプトのブレを回避しましょう。

【6W2Hリスト】

例

Who	**誰が**	鍼灸あん摩マッサージ師（鍼灸院での治療経験5年）
Whom	**誰に**	女性・30 ～ 40 代の会社員、週に2日以上パートタイムで働く主婦
Where	**どこで**	県庁所在地の中心街駅から 1 駅となりの K 市。 ベッドタウン。 最寄り駅から徒歩 2 分のマンション
What	**何を**	肩こり、冷え、更年期症状、女性疾患、不妊治療。痛みの少ない鍼治療を中心に、組み合わせメニューでマッサージ
Why	**なぜ**	仕事や子育てで自分の時間がとりづらい女性の心身の悩みを少しでも解消して、女性が生き生きと活躍できる社会づくりに貢献したい
When	**いつ**	11：00～ 15:00、17:00 ～ 21:00（定休日水曜）、忙しい時間帯は土曜日曜の午前中と、平日 17:00 ～ 20:00
How to	**どのように**	ベッド 1 台でのプライベート空間。「鍼灸」のイメージを大切にした落ち着いた和テイストのインテリア ウェブページのほか、地域のタウン誌の広告、近隣の企業近くの飲食店にカードを置いてもらう。「癒されたい」という女性からの来院と、会社内、パート仲間による口コミによって集患
How much	**いくらで**	50 分鍼灸コース　6000 円～（自費診療のみ）

表の内容を総合的に考えて、
バラつきがないか、整合性を考える

Part.1

⑥ なぜ治療院を開業したいのか考える

なぜ開業するのかを考えて パブリックな目標を定める

6W2Hリストを作成する際、最も難しいのが、なぜ（Why）の項目です。しかし、開業にあたっての動機、理念、経営の目標を明確化することは、重要なカギとなります。

なぜ開業をするのか。その目的は人によって異なると思います。治療家になって開業したいと思ったきっかけ、そして今後治療を通して何をしていきたいのか、今一度考えてみましょう。そのための、考え方の手助けとなるフォーマット、「英雄神話」を紹介します。

英雄神話とは、ハリウッド映画や有名人の講演会で多用されている、ストーリー展開の典型的なスタイルです。英雄神話は、「①平凡な生活していた主人公が、②事件に巻き込まれ、③苦悩の中、何かのきっかけで変化が起こる。④それによって成長をし、⑤最終的な困難を周囲の後押しによって解決する」という順序で話が進行します。未熟な主人公が成長をしていく姿を見て、受け手側は感情移入し、共感性を高められます。

まずは、このひな型にこれまでの自分の経験を落とし込むことで、他者（患者）からも共感しやすい、説得力のある理念の土台を作ります。⑤のクライマックスを、「開業」に標準を合わせて、これまでの経験を振り返ってみましょう。事件や変化のきっかけは、学生時代に授業で体験したこと、就職先の治療院で院長に言われたことなど、本当に些細なことで構いません。開業を考えるからには、何かしら決意のきっかけがあるはずです。過去を振り返ってエピソードを探してみてください。

英雄神話のその先に 理念と目標を探す

英雄神話に自分のエピソードをあてはめて過去を掘り下げたら、今度はこれから先の未来について考えます。このときに、英雄神話のエピソードを「ふまえて」、書き出します。

多くの困難の末、開業した治療院。この先、⑥どんな信念を持って治療院を存続させるのか、⑦治療を通してどんなことを成し遂げたいのか、を書き出してみましょう。特に、⑦は、治療を通してどんなふうに社会を変えたいのか、社会的な大きな目標を掲げることがポイントです。例えば「地域から寝たきりの高齢者をなくしたい」や「日本のスポーツ振興に貢献したい」などです。

英雄神話の先に掲げた未来が、6W2Hリストの「なぜ（Why）」に当てはまります。どんな商品も治療院も、長く選ばれ続けるためには信頼性（共感）と一貫性が重要です。

過去から、信念を持ちやってきたことを再確認し、その信念を貫いて未来へと繋げる。そんな理念を考えてみてください。

英雄神話から理念を考える

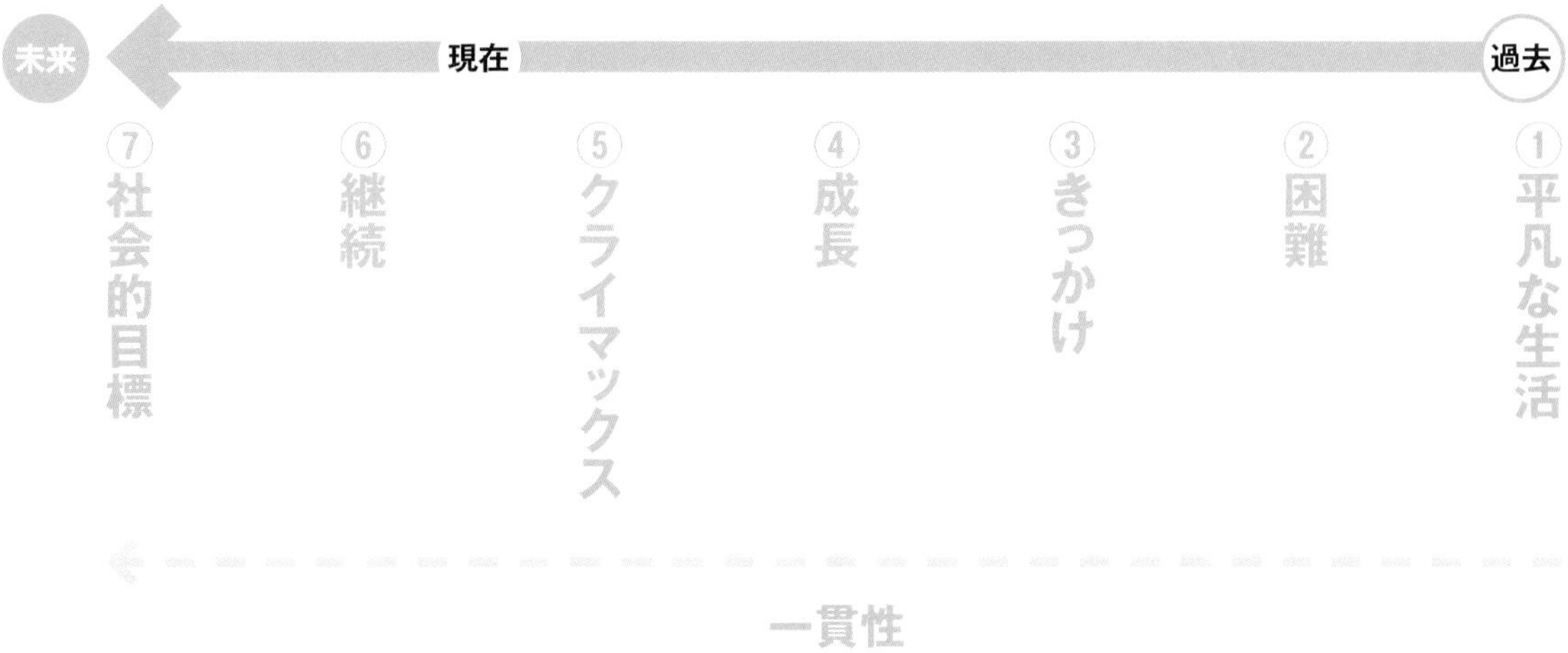

例

①平凡な生活
テニスが大好きな少年で、実力もあった。将来はテニス選手を目指していた。

②困難
肘を痛めて、選手になるのを挫折。腕の治療で鍼灸治療に出会った。

③きっかけ
鍼灸院の先生、両親にアドバイスをもらって鍼灸学校に通う。

④成長
就職先で多くのアスリートを治療して力をつける。休日もスポーツイベントに治療ボランティアに出向いた。

⑤クライマックス
前職の院長の支援もあり、スポーツ系鍼灸院を開業。

⑥継続
地域のスポーツ好きの人々が信頼して通う治療院を続ける。

⑦社会的目標
スポーツの楽しさを伝え、地域から運動不足による慢性疾患患者を減らしたい。

例

①平凡な生活
大学を卒業して、大好きな仕事に就いて、無心で働いた。

②困難
だんだんと、過労で心身ともに疲れていった。

③きっかけ
たまたま受けた女性鍼灸師の先生の治療で体調が戻った。自分も鍼灸師になって働く女性を救いたいと思い専門学校へ。

④成長
これまでとまったく違う業界で学生時代、修業時代を過ごし、年齢によるギャップを感じていたが、逆に社会人経験を生かした親身なカウンセリングができると評判に。

⑤クライマックス
遅くまで働くOLも気軽に通いやすい治療院を目指して、オフィス街に念願の女性専門鍼灸院を開業。

⑥継続
対話、カウンセリングを重視した女性が頼れる場所になり続ける。

⑦社会的目標
女性のライフスタイルを理解し、セルフケアの重要性も広めていきたい。

書き出したストーリーは自院のホームページ上に掲載する自己紹介として応用できます

Part.1 7

開業スタイルを決めよう

将来の展望を踏まえて開業スタイルを決める

コンセプトを立案したら、治療院の開業スタイルを決めます。具体的には、「どのような物件で開業するのか」ということです。開業スタイルは、大きく3つに分けることができます。

まず1つ目は、現在自分が住んでいる家やマンションを治療院とするスタイルです。一番手っ取り早く、またローコストで開業することができます。2つ目は、自宅ではない住居用の物件（家やマンションの一室）を借りて、そこを治療院とする方法です。3つ目は、商業用物件（テナント・貸店舗などと呼ばれ、収益を得ることを目的に利用される物件）を借りて開業する方法です。商業用物件は店舗型もありますが、ビルの一室やショッピングモールなどの施設内のスペースに間借りする形（インショップ）での開業もあります。ショッピングモールなどは家賃が高く、経営戦略が難しいため最初に開業する場所としてはハードルが高いです。

また、このほかに往療専門で行うというケースもあります。

どの開業スタイルを選ぶかで、必要な開業資金や毎月の売上目標が大きく変化します。開業に向けた貯金や、借入れと返済計画などにも関わってきますので、自分が取れるリスクを十分に考えることがポイントです。

また、自分の中長期の事業プランや、この先治療家として進みたい方向性を考慮して決断することが大切です。目先のことだけではなく、将来的なビジョンをしっかり持ちましょう。

初期費用の面では自宅をコンセプトに合うようにリフォームして、開業する自宅開業スタイルが最も安く収まります。しかし、いずれは人を雇い、大きな治療院を経営したいと計画しているならば、自宅の治療スペースでは手狭になるかもしれません。将来的に商業用物件を借りて経営する予定ならば、初期に自宅をリフォームした費用が無駄になる可能性がある自宅開業を急ぐよりも、まずは往療専門や修業で開業資金を貯めるほうが賢明かもしれません。

また、自宅や住居用マンションの場合は、飛び込みの患者はほとんど期待できないため常にウェブページやSNSを活用して、治療院をアピールすることが必須となります。開業直後の経営が安定しない状況でも、患者を集めるためにお金や時間を確保しなくてはいけません。

逆に、商業用物件の多くは看板を設置できたり内装を自由に変えられるほか、患者からの信頼も得やすいので、将来的な事業拡大も見込みやすいです。しかし、初期費用も運転資金も他の2つのスタイルに比べて高くなるため、毎日より多くの患者を治療する必要があります。

さまざまな要素の特徴から慎重に判断しましょう。

主な開業スタイル

自宅で開業する

住居用に購入した戸建、マンションの物件や、住居用に賃貸している戸建、マンションの物件がこれにあたります。賃貸物件の場合、住居用として借りているため、契約違反にならないように、必ず改めてオーナーや大家さんなどへの確認が必要です。また、賃貸の場合、改装も自由には行えません。購入物件でも、マンションの場合は開業する際に自治会への確認などが必要です。

開業をきっかけに、開業可能な住居用賃貸物件に引っ越す、思い切って住居を購入するなどすれば、初期費用はかかりますが、自宅の家賃と治療院の家賃を合わせられるので、その後のランニングコストは抑えられます。

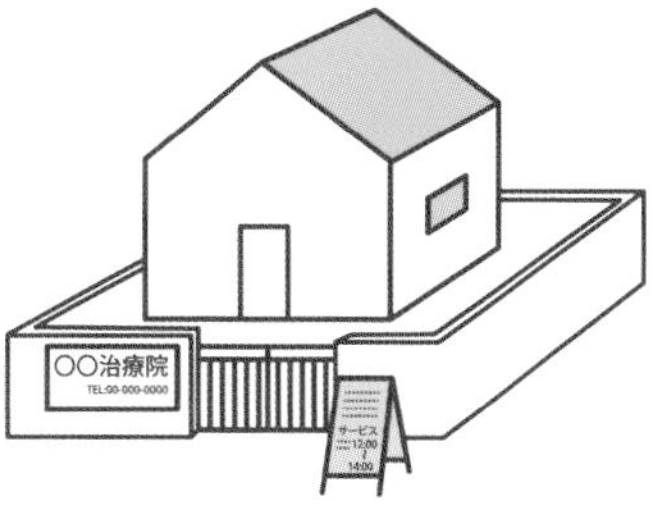

住居物件を借りる

自宅とは別に、一般の住居用として借りている戸建やマンションで開業するケースがあります。ただし、開業ができる物件の数は少ないです。上記の自宅開業同様、借りる際は必ず治療院を開業してもよい物件か確認をとる必要があります。特に灸使用に関して香りやけむりの問題などがあるため細かく貸主に説明をします。住居用物件の場合、商業用物件に比べて家賃が安く、初期費用の敷金礼金なども抑えることができます。また、どの程度改装できるか、看板は設置できるかなども事前に確認しておく必要があります。

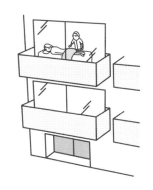

商業用物件を借りる

商業用物件（貸店舗物件）もビルや戸建、ショッピングセンターなどの1区画（インショップ）などさまざまな物件があります。一般的に、初期費用として敷金礼金または保証金が家賃の3〜12カ月分程度かかります。商業用物件は「居抜き」物件と「スケルトン」物件があります。居抜きは以前に店舗を運営していたところが、移転・廃業のために退去し、設備が残っている店舗です。居抜きの場合は、低コストでさらに内装工事も必要最低限で済むので費用を抑えられます。スケルトンの場合は、ゼロから工事ができるので、自由に店づくりができますが、工事費用がかかり、なおかつ工事期間も長くなり、開業前にその分の家賃が発生します。

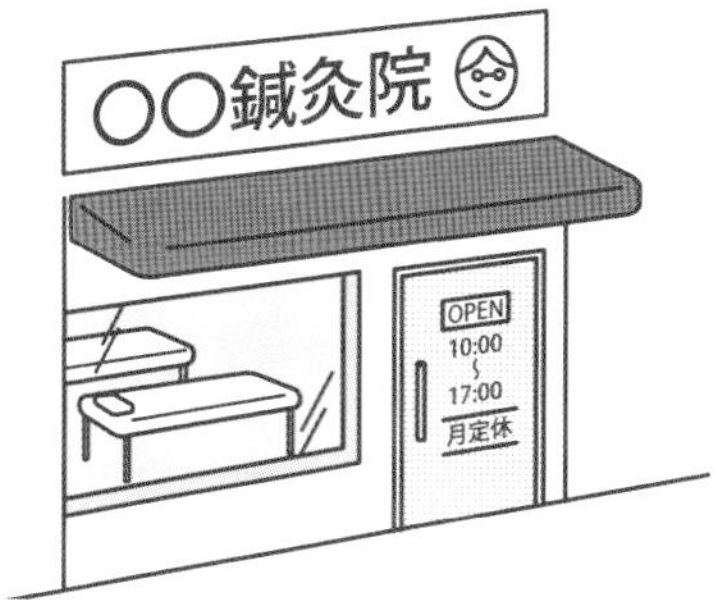

Part.1

8 開業スタイル別メリット・デメリット

開業スタイルごとのメリット・デメリット

開業スタイルはそれぞれメリット・デメリットがあります。

まずは、自宅開業した場合です。この方法のメリットは、ここまでも解説してきた通り、治療院としての家賃がかからないため、月々のランニングコストが安く収まることです。また、待合室・治療スペースの大きさや内装のこだわりなどにもよりますが、基本的には別に物件を借りるよりも改装費用などにかかる初期費用も少なく収まります。また、家賃などの維持費がかからない（賃貸の場合は、少ない）ため、別に物件を借りて内装工事期間中に発生する維持費を気にする必要がありません。したがって焦ることなく十分開業準備に時間をかけられます。

デメリットにはプライバシーとセキュリティの問題が第一にあります。患者、および見込み患者に住所を知らせることになりますので、紹介制にして個人情報が広がるのを防いだり、大まかな住所のみオープンにしておき予約時に詳細な住所を伝える、治療スペースと居住空間をしっかり分けるなどの工夫が必要です。また、患者の自動車の駐車が近所とのトラブルの原因になることがあります。周りに迷惑をかけない配慮も考えましょう。

治療院として住居用の物件（家やマンションの一室）を借りる方法のメリットは、患者が通いやすい立地の物件でも、商業用物件よりも安い家賃、初期費用で開業できることです。駅からのアクセスがよい物件も選びやすいので、より多くの集患が見込めます。

ただし、看板が出せないといった制限がある場合もありますので、ウェブページなどで情報提供や広告費用をかけるなど集患の工夫が大切です。また、自分にとっては治療院でも、近所の人たちにとっては住居なので、近隣への配慮が大切という点は自宅開業と同じです。開業できる物件でも灸が使用できるかなど、細かい条件に合う物件を根気よく探し、オーナー、貸主と話し合いが必要です。

商業用物件の場合は、立地が有利だったり、人目につきやすいよう外観や内装を自由に工夫できるため、集患の面では一番有利で、開業当初から治療院の存在を広く知ってもらうことができます。

看板を出す、店前にチラシやリーフレットを置くといった宣伝方法も幅広く選択・実施できる場合が多いでしょう。また、自宅や住居用物件の場合と比べて、患者に安心感や信頼感を与えられます。

デメリットはお金がかかることです。月々の支払いだけではなく、初期費用、退店時の撤収コストなどもかかります。居抜き物件を探す、内装工事の期間を短くするなど、工夫が必要です。

自宅

メリット

- 家賃など固定費用が抑えられる
- 時間を有効に使える
- 地元での開業という強みを生かして、最初から知り合いの患者を呼べる

デメリット

- 不特定多数の人に治療院の場所を知られるためプライバシー、セキュリティ対策が必要
- 診療時間外に来院されることもある
- 近隣住民への配慮が必要

先輩 Voice

なぜ自宅開業を選びましたか？

・自宅が古くなってきていたので、開業を機に、自宅そのものを立て替えて治療院を併設しました。別の場所に物件を借りるのは、資金的に無理だろうと判断しました。

・実家の建て替えが必要になったタイミングで、1階を治療院として使わせてもらえるように頼み込みました。

住居用物件

メリット

- 商業用物件に比べて家賃、初期費用が安い
- 自宅と分けることで、プライバシー、セキュリティ対策になる
- 仕事に対する意識が高まる

デメリット

- マンションだと場所が分かりづらい
- 内装のリフォームに制約がある
- 看板が設置できないことがある
- 融資が受けづらいことがある

初期費用例

- 敷金礼金（家賃1～３ヶ月分）
- 仲介手数料
- 内装費～200万円

先輩 Voice

なぜ住居用物件を選びましたか？

・現在は、商業用物件ですが、最初の開業は初期投資が少なくすむ住居用物件でした。人目につかないため集患が難しかったです。

・看板などの制限がありましたが、そもそも飛び込みの患者は想定していなかったので問題ありませんでした。

商業用物件

メリット

- 看板設置や内装の自由度が高い
- 治療院の信用を得やすい
- 患者が入りやすい
- ショッピングモールなどの施設内の場合、宣伝を施設が行ってくれる

デメリット

- 初期費用、ランニングコストが高い
- 前店舗のイメージが悪ければそれを引きずる可能性もある

初期費用例

- スケルトン物件内装工事→坪30～60万円
- 居抜き物件→坪15～40万円

先輩 Voice

なぜ商業用物件を選びましたか？

・自分が患者になったことを考えると自宅治療院は入りにくいと考えていたので、商業用物件にしました。

・仕事とプライベートを完全に切り離すため、自宅は離れた場所で、より仕事感の強い商業用物件にしました。

Part.1 9

売上についての基本的な考え方

売上、経費、利益の基本を理解する

開業にあたっては初期費用だけでなく、その後のお金の流れも事前にしっかりシミュレートして、開業資金の準備をする必要があります。

重要なのは、治療院を経営者目線で見ることです。わかりやすくいうと、「売上、経費、利益を管理できるようになる」ことが肝心なのです。

当然、治療院を経営し続けるためには「売上」が必要です。治療院の場合、売上は「患者数×客単価（1人が1回あたりの治療で支払う金額）」で決まります。

保険治療をメインに行う場合は客単価は低くなります。自費の場合は治療の価格設定を自身で決めることができます。治療時間や、内容、周辺の競合する治療院がどのような価格で治療しているのかを吟味する必要があります（p.134参照）。

患者数は一定期間内（たとえば1日、1カ月など）に来院する患者数を考えます。

患者数は個人治療院よりも、複数人の治療家がいる治療院のほうが増えていきます。もちろん、集患のための広告・宣伝も患者数を増やす重要なポイントですが、自分の治療スタイルで、実際に1日にどれくらいの患者を治療できるか現実的に考えてみましょう。

売上－経費＝利益の図式

経費とは、治療院運営や売上獲得のために使う費用です。

重要なのは、売上から経費を引いて残った利益です。いくらたくさん売上があっても、それ以上に経費がかかってしまえば赤字になります。経営者の目で治療院の運営を考えるときに、最も重視するのが経費であるといえるでしょう。

売上から経費を引いて残った利益のことを営業利益といいます。たとえば売上が100万円で、治療に使った材料、物件の家賃、光熱費などが計30万円であれば、営業利益は70万円となります。肝心なのは、この数字がプラスになっていて、さらにここから自身の生活費や税金も捻出できることです。

また、開業資金として融資を受けるなど、借入金がある場合は返済や利息の支払いが発生します。お金を借りて開業する場合も、利益から返済計画を立てます。

営業利益がプラス（黒字経営）であれば、その資金を蓄えていくことで一時的に患者が減ったり、休業期間ができたとしても、乗り切ることができます。利益がしっかり出せていることは治療院の安定的な運営を象徴し、多店舗経営のために融資を受ける際の審査などでも有利になります。一度シミュレートしてみましょう。

治療院における売上とは

A　**1日の売上げ**　＝　**客単価**（1人あたりの治療費の平均）　×　**患者数**（1日に何人の患者が来院するか）

1回平均6,000円
保険診療の場合は単価が安くなる。自費診療の場合は自分で決められるが、競合店やターゲット層に合わせて考える。

×

患者数：5人
1人や少人数で治療している場合は無理な見込みは立てない。また、土日と平日は別で考えてみるなどの工夫も必要。

A×営業日数が、月の平均売上となる

例
6,000円×5人＝30,000円
30,000円×20日＝600,000円
→ 治療院の1ヶ月の売上げは **600,000円**

売上と営業利益を考える

売上（その月の利益）		600,000
経費	売上原価（鍼、もぐさ、オイルなど）	40,000
	家賃	100,000
	水道、光熱、インターネット	30,000
	広告費	30,000
	その他	20,000
営業利益	（ここから借入金の返済や自身の生活費や税金を支払う）	380,000

開業資金を考える際は、かかる経費の半年～1年分を準備し、
経営利益で返済できる金額の借り入れを行うよう計算が必要です。

Part.1

10

経費を削減する

コントロールできる経費に注目

売上、経費、営業利益の３つの中で、売上自体はどれだけ自分が頑張ってもコントロールしきれないのが現状です。特に開業当初はうまく患者が集まらないこともあります。

これに対して、経費は自分でコントロール、想定しやすいのが特徴です。売上が少ないとき（時期）は経費を抑えて利益を確保したり、売上があれば宣伝費などをかけてさらに売上を伸ばすといった方法を考えることができます。つまり、経営を安定させるためには経費をしっかり管理することがポイントとなるのです。

とはいえ、経費はやみくもに抑えればよいということではありません。ウェブページや広告宣伝にかける費用を削りすぎて患者に認知されないまま閉院に追い込まれたり、開業資金を惜しみすぎて掲げているコンセプトとマッチしない内装の治療院になり、患者が安定しない状況に陥っては身もふたもありません。特に、よい立地の商業用物件で賃料が高額な場合は多少なりとも広告費を使って治療院の認知度を上げないと、好条件で治療院を構えた意味がなくなります。患者が来院しない限り、高い家賃も無駄になります。

一方、無駄な経費は抑える必要があります。無駄な経費とは、集患や患者の満足度向上に影響しないものです。経費全般を抑えるのではなく、無駄なもの、必要なものを仕訳しましょう。

経費には、その月、その年によって金額が変わる変動費と、継続的な支出となる固定費があることがポイントです。

治療院の場合は、変動費とは備品や物品の仕入れ価格などです。鍼灸院は患者に何か商品を提供するわけではありませんので、ほかの業種に比べ変動費の割合が低いのが特徴です。

固定費には、家賃や光熱費などが含まれます。設備を借りる場合はリース料、スタッフを雇う場合は人件費なども固定費です。固定費は月々の売上に関係なく毎月発生します。固定費の総額が多いほど、売上が低かったときに赤字が出るリスクが大きくなる点に注意が必要です。

また、雇用、賃貸、リース、借入はすべて契約ですので簡単には解消できず、変更・減額も難しいという特徴があります。たとえば家賃が相場より2万円高ければ、1年で24万円、10年で２４０万円の差になります。その分だけ売上を増やさなければ、利益は増えません。家賃が高いほど物件の条件もよくなりますが、売上のハードルも高くなりますので、契約前に十分に検討することが大切です。

目安として、家賃は売上の10%前後、人件費は30~40%くらいに収まるようにしておくと経営が安定しやすくなるでしょう。

経費をコントロールする

売上（その月の利益）		600,000
経費	売上原価（鍼、もぐさ、オイルなど）	40,000
	家賃	100,000
	水道、光熱、インターネット	30,000
	広告費	30,000
	その他	20,000
営業利益	（ここから借入金の返済や自身の生活費や税金を支払う）	380,000

毎月の固定費によって、ハードル（ノルマ）は変わってくる

固定費として毎月支払わなければならない項目なので、開業時に売上を想定するなど、慎重な見極めが必要

個人事業主の場合、経費と換算しないが、もちろん自分の取り分も売上によって変動する

売上げが多い時期は宣伝費をかけるなど、調整できるのが「変動経費」。効果がよくわからないまま宣伝費を払い続けるのは避けたいところ

経費削減で意識すべきこと

一般的に治療院の経費というものは家賃や人件費がメインであり、経費削減がとても難しい業態です。自身の交際費などを削るように意識するのが一番手っ取り早いです。

ただ、その中でも家賃は経費削減が可能な項目です。詳しくはPart2で紹介しますが、固定費の中でできるだけ抑えたいのは家賃です。

人気のある地域での開業は家賃が高く難しいかもしれませんが、貸主にとっては少しでも空き物件を減らしたいので、値引いてくれることがないわけではありません。一度契約をしてしまうと難しいですが、新規で物件を探す場合、「お金はこれだけしか払えないが、どうしてもここで開業をしたい」という熱意を貸主に伝えましょう。

先輩開業治療家のなかにも、家賃の交渉を経て、理想の物件で治療院を開業した人も多くいます。平均でも15%ほど、多いときは30%ほどの値引きを受けています。

SWOT分析

p.13の例を参考に自分や周囲の状況を分析して、強み・弱み・機会・脅威を書き入れてみましょう。分析結果から、治療院の構想を立てましょう。

機会 (Opportunity)

・

・

・

強み (Strength)

・

・

・

脅威 (Threat)

・

・

・

弱み (Weakness)

・

・

・

あなたの強み×機会を掛け合わせると、どんな治療院が想定できますか？

ポジショニング分析

p.15の例を参考に近隣の治療院との差別化を考えて、自院のポジションを書き入れてみましょう。

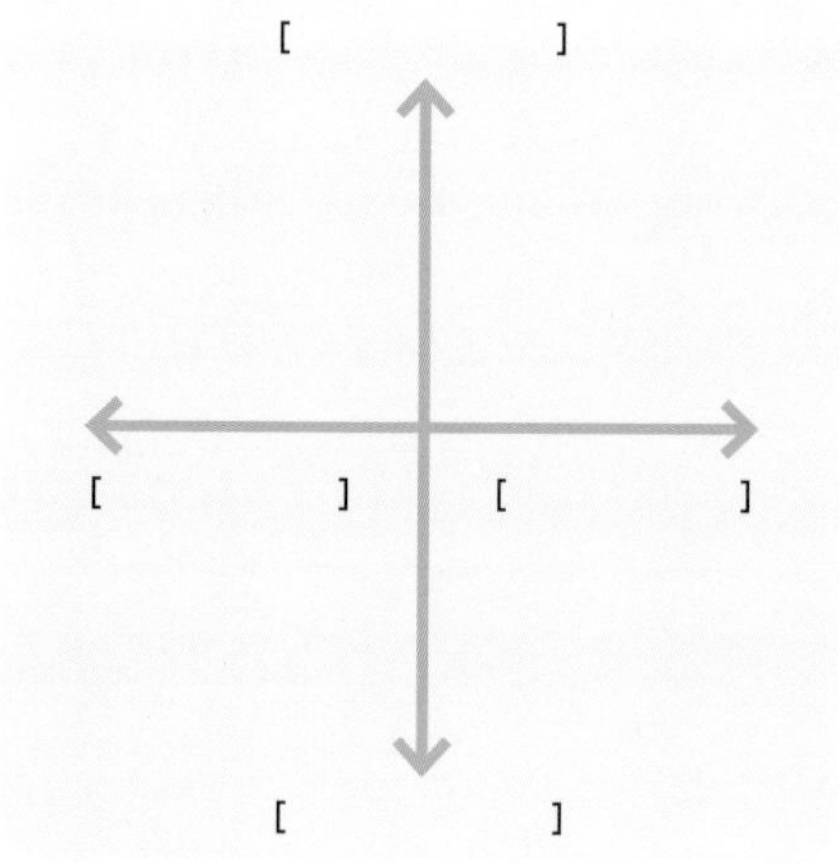

軸の例

治療費	×	患者の年齢
高い⇔安い		高齢⇔若い
治療時間	×	患者の年齢
じっくり⇔クイック		高齢⇔若い

など

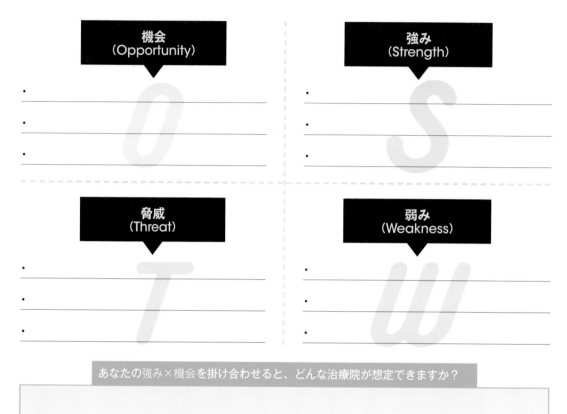

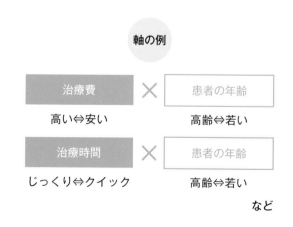

英雄神話から理念を考える

p.19の表を参考に、これまでの経験を振り返り、自身が「なぜ治療院を開業したいのか」を考えてみましょう。
文章として完成したら、自院のウェブページの「院長紹介」として応用できます。

過去

①平凡な生活

②困難

③きっかけ

④成長

一貫性

⑤クライマックス

開業

⑥継続

⑦社会的目標

未来

6W2Hリスト

p.17の表を参考に、自分が考えている内容を書き込みましょう。

Who	誰が	
Whom	誰に	
Where	どこで	
What	何を	
Why	なぜ	
When	いつ	
How to	どのように	
How much	いくらで	

Memo

part.2

エリアと物件を考える

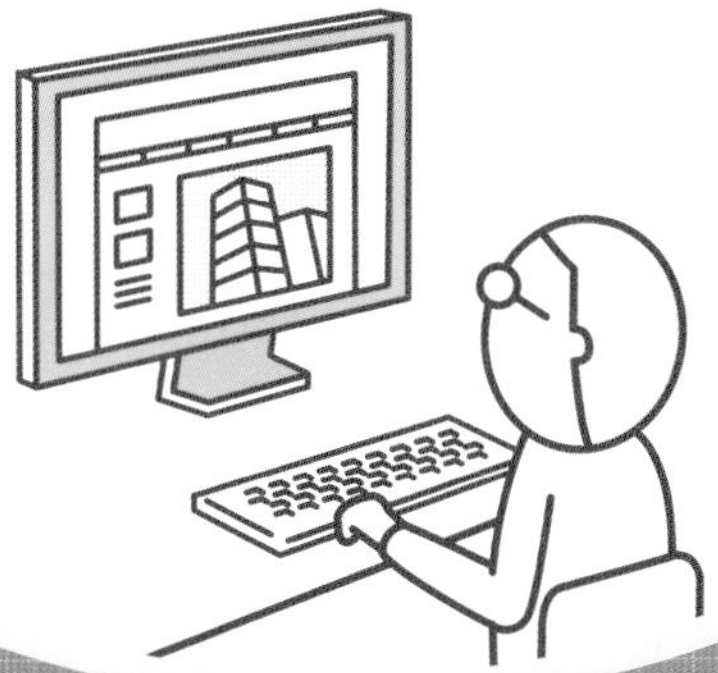

Part.2

① 立地・物件選びの重要性

立地・物件選びはリスク管理が重要

開業を考えている治療家は、できるだけ多くの患者に来院してもらいたいと思っているはずです。一方の患者は、よい治療院に通いたいと思っています。

これを需要（患者）と供給（治療院）の関係に置き換えると、両者を結びつける重要なポイントとなるのが立地と物件です。アクセスが悪かったり、存在を認識しにくい場所にあると「通いたい」「周りに勧めたい」と思う要素が減ってしまいます。

本Partでは主に新しく賃貸物件を借りるケースに関して、立地と物件の決め方の要点を押さえていきます。

まず、立地・物件を選ぶ上で心得ておくことが2つあります。

1つは、立地・物件は一度決めたら簡単には変えられないということです。

院内のちょっとした内装であれば後々変えられますし、什器も交換できます。しかし、立地・物件はそうはいきません。敷金や礼金で最初に資金がかかっていますし、商業用物件の場合、契約より早く解約をすると違約金が発生する可能性があります。さらに、早すぎる移転は通院している患者が離れるリスクにもなりかねません。もっとよさそうな物件が見つかったからといって、簡単にやり直すことはできないのです。

2つ目は、物件にかかわる費用を可能な限り抑えると、のちのち経営に余裕ができるということです。

当然、開業後の治療院運営にもお金がかかります。開業時に投資した資金は、治療院を経営・運営しながら得た売上で回収する必要があります。つまり、開業時の投資を回収し終えた後からの売上が、ようやく本当の利益になるのです。

そのため、開業資金が少ないほど早く回収が終わり、利益が早く生まれます。「早く投資分を回収しなければ」「融資を受けた資金を早く返したい」といった精神的なプレッシャーも軽くなるでしょう。この2つの観点から、納得できる立地・物件選びを慎重に行います。

立地・物件を選ぶ際、条件がよいほど魅力的に感じるかもしれません。たとえば駅前で人通りが多い立地や、できたばかりの新しい建物などは当然集患に有利です。しかし、条件と費用は比例し、条件がよいほど賃料は高額になり、投資の回収は長期におよび、毎月のランニングコストは増大します。開業時の投資分を回収するためには長期にわたって営業し続けることが大前提です。必ずしも一等地や一流施設内での開業がよいとはいえないのです。

自分が目指す治療院のコンセプトや、ターゲットとする層を踏まえて、地に足をしっかりつけた経営・運営ができる場所をじっくり探しましょう。

先輩 Voice

「開業エリアはどのように選びましたか？」

・以前働いていた鍼灸院の近所のエリアを選びました。

・雑然とした繁華街よりも落ち着いた雰囲気の街を中心に探しました。女性1人で開業するので物騒なところは避け、治安重視で選びました。

・自宅からの通勤のしやすさと、患者の交通の便を考えて選びました。

・スーパーや飲食店の価格帯、建築中のマンションの価格設定などをリサーチして決めました。建築中のマンションでは、どのような層の方が多く購入しているのか話を聞けて、住民となる人々が実費で治療院に来院できる層なのかなどを検討できました。

・前々から開業したいエリアがあり、その地域で物件を探していました。そのエリアは近年、アートイベントが定期的に開催されていたり、若者向けのオシャレな街に変わってきている印象があり、治療院のコンセプトと近いと思い決めました。

・通勤だけで疲れると治療に影響が出るので、自宅から 30 分以内であることと、地域の雰囲気と自分の感覚が近いことを重視しました。

・学校の非常勤講師もやっているので、自宅と学校の間のエリアに絞りました。

・大通りや幹線道路に面していると女性が入りづらく、逆にあまりに閑散としていると夜の来院が心配ということで、「静かだが、静かすぎない場所」を譲れない条件としました。

・治療院の居抜き物件を探していたので、物件との兼ね合いでエリアが決まりました。結果として、閑静な住宅街で、多くの学校があり、おしゃれなブティックや喫茶店も連なっている街で開業できました。通勤は車で 30 分程度です。

・エリアは、車でのアクセスを重視しましたが、実際には幹線道路から一本入ったところに決めました。患者のプライバシーを損なわない配慮のためです。入居を決めたアパートはベランダが幹線道路から見えるため、看板を置いて PR しています。

・家事と両立させなくてはいけないため、自宅近くで開業する必要がありました。その上で、駅に近いところを探し、駅から徒歩 3 分の場所に開業しました。

・実家の土地で開業することが前提にあったので、他の地域と条件を比べたりはしませんでした。「この場所でやるにはどんな治療院がふさわしいか」「駅から遠いので、車で来院する患者を集めるにはどうしたらいいか」などを逆に考えました。

Part.2

② 開業エリアを探す

ターゲットにしたい層を念頭に入れてエリアを考える

開業するエリア・立地を決めるということは、商圏（治療院に来院する患者が居住・生活する地理的範囲）を絞り込むということです。なかには「全国各地から患者が集まる」という治療院もありますが、一般的に考えて患者が継続して治療院に通える距離には限度があります。そのため、必然的に治療院の近くに住んでいる人・生活をしている人が見込み患者となります。

まずは開業を検討しているエリアの住人・利用者が自分の想定している患者層とマッチしているかどうかを確認します。

例えば、デスクワークの会社員をターゲットとするコンセプトを立てたのであれば、当然オフィス街で開業すると患者が集まりやすいです。

主婦や高齢者をメインの患者と想定する場合は、人通りが多いエリアで開業する必要性は低くなります。そのため、オフィス街や繁華街を避けて、住宅街に近いエリアを中心に物件を探す必要があります。住宅街は新規の患者がとびこみで来院することが少ないのがデメリットですが、その分、家賃などは安く収まります。

治療院のタイプやコンセプトによっては、賑やかな場所よりも静かなエリア、人や車の行き来が少ないエリアの方が患者にとって通いやすくなる場合もあるでしょう。

コンセプトに基づいた開業エリアをリストアップして、想定通りの集患が可能かどうかをしっかり考えましょう。

開業後の様子をイメージしてエリア・立地を絞る

開業後に効率的に集患をし、利益を増やしていくために、開業予定地の街の様子をしっかり観察し、開業後の営業状況をできるだけ具体的にイメージしてみましょう。「営業時間はどうするのか」という問題ひとつをとっても、開業予定地の状況を的確に把握して考える必要があります。

例えば、オフィス街の場合、昼間は人通りが多くても、夜は人が少なくなります。何時に、どれくらいの人が活動しているかを確認することは、営業時間を決めるヒントになります。細かなことですが、終電、終バスの時間も確認しておくと最終受付時間なども検討できます。

住宅地で主婦や高齢者向けに開業する場合、午前中に患者が集中し、逆に夕食の支度を始める時間帯になると別の患者層が増える可能性があります。

これらはあくまで一例ですが、街の特性は、人口・乗降数の統計資料を使ったり、実際に現地の調査を通して情報を集め、分析することが大切です。

【どんな街で、どんな人が、どんな生活をしている？】

開業エリアを決めるときは、メインターゲットを集患しやすいかどうかで判断することが大切です。都市部にするのか郊外にするのかを絞ったり、商店街なのか住宅地なのか、オフィス街なのかなど、街の性質も考慮します。治療院のコンセプトと合わないところで開業すると、「どこで」「誰に」向けて開業するのかがずれてしまい、集患が難しくなります。その街の住人や利用者の年齢、性別、職業、利用時間帯、利用曜日、平均所得、などを細かく分析しておくとよいです。また、逆に自宅開業や開業したいエリアがあらかじめ決まっている場合は「ここで開業した場合、どういった患者を集患できるのか」という発想で、コンセプトやメニュー、価格、営業時間を決めます。

例

- オフィス街→デスクワーク中心のサラリーマン（男女）が多い
- 新興住宅地→若い家族が多く住んでいる
- 既存市街地→中・高齢者家族が多く住んでいる
- 大学が集まっている→学生が多い（ただし休暇中は人が少ない）
- アパートが多い住宅地→一人暮らしが多い
- 工場が多い地域→工業従事者、技術職の男性が多い
- 別荘地→観光客や富裕層が多い（ただしオフシーズンは人が少ない）

→街をよく調べると、意外なニーズを発見できる可能性も！

【情報の集め方】

一般的に、地域の人口や世帯数などのデータは役所にて情報提供されている「行政要覧資料」を活用して調べることができます。希望のデータを窓口で問い合わせると、情報公開可能な資料であれば閲覧できます（担当窓口は市区町村によって異なります）。データの一部は各市区町村のホームページにも公開しています。開業予定エリアの住宅地図を準備し（図書館などでコピーできます）、予定地の半径 500 メートル～1キロメートル圏内の統計情報を書き込むとよいでしょう。

また、GIS（Geographic Information System）という地図データと統計データが連動するシステムを使うと、任意の商圏範囲で統計データを入手できますが、ソフトやサービスは高額です。

商圏調査に活用できる統計データ

国勢調査

人口、世帯数等のデータ

商業統計（経済センサス基礎調査）

小売業の商店数や年間販売額、駐車場の台数等のデータ

事業所統計（経済センサス基礎調査）

事業所の数や従業者数のデータ

駅乗降客数

駅の乗降客数のデータ

※これらのデータの多くは役所や図書館、インターネットなどで入手できます。詳しくは各市区町村にお問い合わせください。

Part.2

③ 開業予定地の絞りこみ方

数と流れに注目して エリアを決める

「あの地域に開業したい」「あの駅の周辺がいいな」と考えているエリアが複数あって迷っている場合は、それぞれのエリアを「数と流れ」で比較してみましょう。

数とは、住民の人口や駅を利用する人数のことです。

たとえば都市部なら駅の利用者数で「どれくらいそのエリアに人が集まっているのか」を比較検討できます。

流れとは、そのエリアにいる人たちが、何時に、どちらの方向へ動くのかということです。

オフィス街を例にすると、朝は駅からオフィスの方向に人が流れます。昼間は営業などに出かける人やランチに出る人によって、駅までの道とオフィス周辺で人が移動します。夜はオフィスから駅の方向に人が流れるでしょう。このような流れを想定したうえでそのエリアで生活する人にとっての治療院の必要性・利便性を考えます。

多くの「数」はインターネットや統計資料などで確認できます。しかし「流れ」は時間、曜日、天候などの条件によって違うため、ぜひ実際に足を運んで「商圏調査」を行ってください。

人口や駅の乗降客数などの統計上データ資料だけで街の実態が把握できるわけではありません。実際に開業したいと思ったエリアがあれば、自分の足と時間を使って調査することが、大切です。

まずは、周辺の交通量や、往来する人の性別・年齢層などを平日と休日、朝昼晩とシチュエーションごとに調査します。「意外にこの時間帯は人が多い」「持ち物や服装が高価な人が多い」などの気づきが生まれ、営業時間や価格設定など経営プランニングの参考にもなります。

できれば、周辺の競合治療院についても調査したいところです。おおまかな来院者数や来院患者の層、コンセプト、面積やベッド数、従業員数、営業時間、休業日、メニューの価格帯を確認します。競合治療院のホームページやSNSの利用者の声を事前にチェックしてから現地で確認するとよいです。ただし、治療家であるということをあえて隠し、患者として実際に治療を受けるのは、同じ地域の鍼灸師となった場合、その後の関係性にも影響が出る可能性がありますので避けたほうが無難です。

おおまかなエリアが決まったら、徐々に開業予定地の範囲を絞り込んでいきます。実際に物件を探す際、希望のエリアにタイミングよく気に入った物件があるとは限りません。しかし、十分な下調べをすることで、譲れない条件や、経営のビジョンも明確になります。

商圏調査で得た情報は余すところなく、治療院の成功のための情報として活用しましょう。

商圏調査シート

実施日：　　　月　日　　　候補地エリア住所

曜日：　　　曜日

① 候補地周辺の通行量、交通量

	男性	女性	自転車・バイク・車	備考（年齢層や職業など）
朝（　時～　時）	（人）	（人）	（台）	
昼（　時～　時）	（人）	（人）	（台）	
夜（　時～　時）	（人）	（人）	（台）	

② 最寄駅の状況（駅利用者を想定に入れない場合は省略）

1. 最寄駅の情報

駅名：

利用沿線：

1日の乗降客数：

雰囲気：

2. 候補地側の改札利用者

	男性	女性	備考（年齢層や職業など）
朝（　時～　時）	（人）	（人）	
昼（　時～　時）	（人）	（人）	
夜（　時～　時）	（人）	（人）	

③ 候補地付近の商業施設（スーパーなど）の情報

1.近隣商業施設の情報

商業施設名：

オープン時間：

1日の利用者数：

価格帯：

2.近隣商業施設の利用者

	男性	女性	備考（年齢層や職業など）
朝（　時～　時）	（人）	（人）	
昼（　時～　時）	（人）	（人）	
夜（　時～　時）	（人）	（人）	

④ 候補地付近の競合治療院情報

治療院名:

メニュー・価格帯:

業態（鍼灸のみ、など）:

店舗面積:

オープン時間:

従業員数:

主な利用者:

広告戦略:

コンセプト:

Part.2

4

開業物件を探す

同一エリア内でも物件によって集患力は異なる

希望のエリアが絞り込めたら、次の課題は物件探しです。最寄り駅やエリアが同じでも、どういった物件を選ぶかによって集患力は変わります。

まずは物件の詳細な場所です。新規の患者に来てもらうためには、まずはそこに治療院があることを知ってもらう必要があります。基本的には表通りに面した場所や、駅から近い場所の方が集患に有利です。

さらに、患者が電車を利用して来院すると想定している場合、理想としては、駅から半径５００メートル圏内に絞るとよいです。不動産の距離表示などでは1分あたり80メートルで歩くと計算するのが一般的で、５～10分なら最大８００メートルになります。しかし治療目的に来院する患者は、歩く速度が少し遅くなる可能性が高いです。そのため、駅から半径５００メートル圏内で開業できると理想的です。

また、距離と合わせて道筋がわかりやすいかどうかも考えます。最近はウェブサイトなどに地図を載せるのが一般的ですが、あまりにも経路が複雑だと電話で問い合わせを受ける可能性もあります。

できるだけ、わかりやすく説明できる場所（≒患者にとってわかりやすい場所）にある物件を選びましょう。

物件の目立ちやすさや建物の雰囲気に注目

また、Ｐａｒｔ１で検討した商業用物件なのか住居用物件なのかなど、開業スタイルも再検討しながら、さらに細かい条件を考えていきます。

商業用物件で開業する場合は、何階に開業するかも重要です。

１階の物件は目立ちやすく、入りやすいのが利点です。間口が広く、入り口がわかりやすく、２つの通りに面した角地であればさらによいといえるでしょう。

ただし、1階の物件は家賃が高くなる傾向があります。さらに業種を問わず人気があり、空き物件が出づらいので、根気よく探す必要があります。

２階以上にある物件は、１階の物件より家賃が安く収まります。しかし、その分、治療院の存在を知ってもらうためには、広告費などの経費がかかります。

建物についてもう1つ重要なのは、建物自体の衛生面や雰囲気、印象です。この点は患者の目線で考える必要があります。

さらに入居している他の店がある場合は、その影響も加味します。女性が多く出入りする店が入居していれば建物全体の雰囲気が明るくなりますし、ブランド店があれば高級感が出ます。

建物と自分が理想とする治療院の雰囲気が合うか、治療院のコンセプトが建物に馴染むかどうかを検討することがポイントです。

先輩
Voice

「物件はどのように選びましたか？」

・想定エリア内に、たまたまイメージ通りの物件がありました。新築マンションの1階で、オーナーの強いこだわりが詰まった外装が印象的でした。「このお店、なんだろう、と興味を持ってもらえるような治療院づくり」というコンセプトにもぴったり合っていました。事業者募集には他に2つ応募があったそうですが（コーヒー豆店と学習塾）、勝ち取りました。

・高齢者も来院するため、1階、もしくは入口の段差が少ないエレベーターのある物件に絞って探しました。

・商業利用可能な住居用マンションに絞り、間取りを重視して探していました。入ってすぐに待合室となるリビングがあり、リビングから左右均等に個室の治療室があるという、理想の間取りに出会えました。

・オープン後に移転はそうそうできないので、最終的に迷った2件の物件に関しては、有償でコンサルタントの方にアドバイスをお願いして決めました。

・開業時は予算が限られていたので予算を抑えるために初めから壁、床、天井、トイレなどの水回りが整っている商業用物件に絞って探しました。

・①駐車場がある、②家賃が売上目標の15%以下、③お灸が使える、の3点を条件にして探しました。

・物件探しの期間は約1年半で、FAXだけで500件以上問い合わせをし、150件近く実際に足を運んだ中から決めました。実際の物件を見に行くときは内装を手がける建築家にも同伴してもらいました。

・住居用物件で開業しました。一般の住居用マンションや、「事務所可・店舗不可」の条件で募集をしていても、大家さんに連絡してみると「治療院としての使用ならばOK」といわれることがあります。看板の制約は多少あるかもしれませんが、住居用物件は家賃も安いのでおすすめです。

・開業予定地が車社会だったので、建物の目の前に駐車場がある物件に決めました。治療院の入っている建物は、オフィスや飲食店が集まる集合ビルで、15～20台分の駐車場が目の前にあります。駐車場が埋まって困るということはまずありません。

Part.2 5

物件の具体的な探し方

できるだけ多くの情報で目を養うことが大切

物件選びから契約までの流れは、住居を探すときと大差はありません。多くの場合、インターネットで検索し、よさそうな物件について不動産会社に問い合わせて、内覧をし、条件を確認するといった流れです。

その過程で、不動産会社から「人気物件です」「すぐに契約しないとなくなります」と急かされるかもしれません。そういった営業トークに乗らずに、自分の譲れない条件を常に意識しながら慎重に検討します。

住居選びと異なる点は、簡単に退去できないことです。特に商業用物件の場合は初期費用も住居と比べて大きくなります。

情報サイトでは、エリアを絞って検索しても、候補となる物件が数多く出てきます。見れば見るほど決め手が分からなくなり、疲れてくると思います。初めて開業する場合は特に、細かな違いが分からなかったり、最終的にどちらがよいか判断できないことがあります。

そういうときこそ妥協しないことが大切です。

まずは、細かな条件を絞りすぎずに希望エリア内のあらゆる物件を見て目を養うのがよいでしょう。これは、エリア内の家賃相場がどれくらいなのか、建物の質や場所、広さ、階などによって家賃がどれくらい違うのかを把握するためです。多くの物件をチェックして、ある程度の基準を持ちましょう。

インターネットで物件を紹介している不動産会社に問い合わせをして、治療院開業に向いている物件候補をいくつか出してもらうこともできます。その中でどれがより治療院向きかプロに意見を聞いてみるのもよいでしょう。

複数の不動産会社から候補を出してもらえば、その会社がどれくらい治療院について知っているか、エリア内の情報・知識の量を持ち合わせているかを比べるバロメーターになります。

また、せっかくよい物件を見つけても、灸の治療ができない物件や、周りに競合となる治療院が多いなんてこともあります。そういった情報をよく知っているのも不動産会社ですので、うまく味方につけて情報をたくさん仕入れましょう。

不動産会社は、開業にあたって綿密にやり取りをする相手です。信頼できる会社に仲介してもらうことをおすすめします。

また、資金を借りる場合や、内装工事業者などを並行して探す場合は、不動産会社から情報がもらえるかもしれないので、ある程度信頼関係ができたら、考えているプランを相談しましょう。すべての情報がインターネット上で見つかるとは限りませんので、情報収集の範囲を徐々に広げて慎重に物件を探しましょう。

インターネットで物件を探すときに注意すること

□ 長期間、繰り返し掲載されている物件ではないか

あまりにも長期間買い手がついていない物件は、一見よさそうに見えても何か問題がある可能性も考えられます。

□ 引き渡しの時期はいつか

「引き渡し時期」とは、いつから店舗が借りられるのかです。引き渡し「即時」と書いてある物件に対して、あまりに先の入居を希望する場合は契約が難しいかもしれません。

□ 敷金・保証金・礼金は支払えるか

敷金と保証金は同じような意味です。商業用物件を借りるときには保証金が敷金のような意味になります。返金額（率）も物件によって異なりますので、どういうときに、どれくらいの額が戻ってくるか（減額されるか）は問い合わせをしたときに確認しましょう。礼金は、家主に対して「貸してくれてありがとう」という意味で支払うお金ですが、こちらも入居時に必要です。

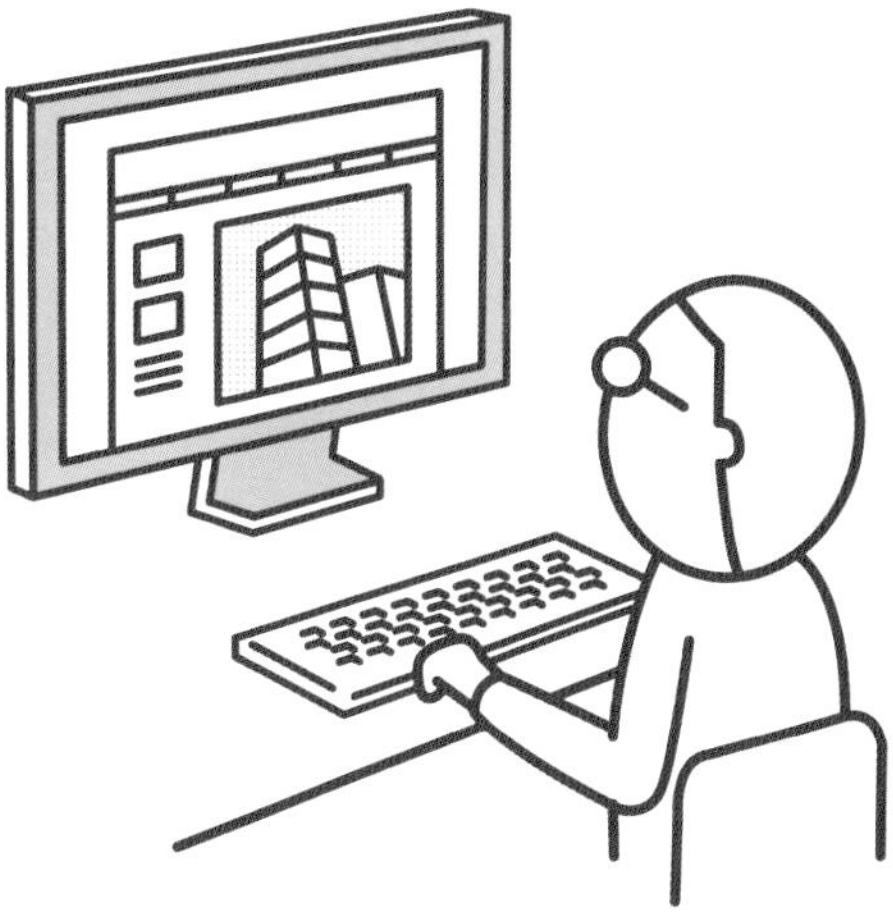

インターネットでよさそうな物件があれば、不動産会社に問い合わせをします。問い合わせ時点から、不動産会社との関係が始まります。信頼できる不動産会社かどうか、見極めましょう。また、こちらの意図や条件がうまく伝われば、インターネットに情報を掲載する前の未公開物件情報を教えてもらうこともできるかもしれません。さらに、物件によっては家賃交渉ができることもあります。気に入った物件が見つかったら、内覧をして、可能ならば不動産会社に家賃を安くできないかを聞いてみましょう。

家賃や管理費について考える

初期費用としてかかる敷金・保証金・礼金以外にも、お金に関する確認事項は多数あります。

まず、月々の家賃は固定支出となりますので、安くなるほど開業後の経営は安定しやすくなります。条件を中心に探して魅力的な物件に出会うと、予算を超えていてもつい「これくらいなら払えるだろう」と考えてしまうことがあります。しかし、月々の支出の多さは経営リスクとなりますので、冷静によく考えましょう。

管理費（共益費）は、インターネットの物件情報欄では家賃と別枠に表記されることが多いですが、実質的には家賃と同じように月々の固定支出ですので、家賃と合わせて支出額を考えます。管理費は減額交渉できる余地が小さいので、あまりにも高いと感じる場合は何に使われるお金なのか確認しましょう。

見落としがちなのが更新料です。物件によっては契約年数が設定され、契約更新時に更新料がかかるものがあります。仮に家賃 24 万円、2 年後の更新時に 1 カ月分の更新料がかかるとすると、1 カ月あたり 1 万円の負担と考えることができます。つまり、実質、家賃 24 万円ではなく 25 万円の物件を借りるということになります。

さらに、患者用として駐車場を借りる場合も、固定支出が発生するので家賃と合わせて考えます。物件の近くで安く借りられる駐車場があるかといった点の情報も記載があれば、比較対象に入れましょう。

不動産会社に払う仲介手数料もあります。目安は家賃 1 カ月分です。多くの場合、仲介手数料はサービスの内容がよくても悪くても最低 1 カ月分かかりますので、費用対効果という点で、サービスがよい会社、情報・知識が多い会社、フットワークが軽くいろいろと手伝ってくれる会社を選ぶことがポイントです。

Part.2

⑥ 内覧で実際に物件を見る

事前に見た情報と相違ないか確認

物件の雰囲気は現物を見て感じ取ることが大切です。条件に合う物件が見つかったら、内覧の申し込みをして自分の目でよし悪しを判断しましょう。

まず確認したいのが治療院の顔ともいえる建物の外観です。駅からのアクセスが悪くても、目印になるような他店の看板や外観の特徴などがあれば目立ちやすくなり、集患に有利です。その道を行き来する通行人の目線で、治療院の存在に気付くかどうか、「入ってみたい」「通いたい」と思うかどうかを考えましょう。

ビル・マンションの物件を借りる場合は、看板を出せるかも確認します。商業用物件の場合はビルの前に立て看板を出せることもあります。この点はビルのオーナーや管理会社などがルールを決めていますので、やはり通行人の目線でアピール方法を考え、契約前に確認しておくことが大切です。また、同じビル内にどんな店舗が入っているかもチェックします。特に同フロアにある店舗は開業後にお隣さんになるので、仲よくできそうな店（人）、協力できそうな店（人）であることが理想です。可能であればコミュニケーションをとってみて、ビルの様子、管理会社に対する評価などを聞いてみるとよいです。これらの情報はインターネットでは把握できないため、現場で情報収集することが重要です。

物件の中については、まず既存の設備や機械などがあるかどうか、ある場合はそれらを使うか撤去するかを考えます。この点は内装工事の話と合わせて、Part3で追って見ていくことにしましょう。

次に物件情報サイトのデータと相違点がないか、イメージ通りのレイアウトにできるかどうかを考えます。エアコンなどの設備があれば、正常に動くか、壊れていれば誰が、いつまでに修理するかを確認します。また、どの物件にも共通していえることですが、インターネットで見る写真と現場は印象が異なることがあります。坪数、床の幅、奥行き、天井の高さなどが十分あると思っていても、部屋の形状や柱などの位置、日当たりなどによって狭く感じることもあります。

また、図面で示されている長さなどは、壁芯（隣の部屋などと共有している壁の中心）から測っていることがあります。数センチの差ではありますが、そのせいで什器などが置けなくなったり、入らなくなる可能性もありますので、メジャーを持参しましょう。

これらポイントを見て問題がなければ、次は内装業者と一緒に内覧し、工事を含む具体的なステップに進みます。関係者のスケジュールを調整して、予定を入れましょう。

内覧の際に確認したいこと

共通

- □治療院の開業が可能か
- □看板を出せるのか
- □建物外観のイメージ
- □騒音の有無（壁の防音なども）
- □採光、遮光
- □セキュリティ状態
- □待合室が 3.3 平方メートル以上あるか
- □治療室が 6.6 平方メートル以上あるか
- □面積の 1/7 以上が外気に開放できるか（または換気装置が設置できるか）
- □灸使用ができるのか
- □営業時間の制限はあるか
- □駐車場・駐輪場は借りられるか
- □電気・水道・ガスの契約方法
- □コンセントの位置と数
- □電気容量
- □電話・インターネット回線の契約方法
- □耐震対応の確認
- □周辺環境（周辺の飲食店・デパートやスーパーの所在地と営業時間、隣接する車道や歩道の混雑状況、最寄り駅前の様子、銀行・郵便・役所等の所在地）
- □共用部の管理・清掃状態
- □エレベーターの数と位置
- □ベッドや治療器具の搬入が可能か、入口の間口の確認

住居用物件

- □近隣住民の様子
- □照明器具の確認
- □内装をどれくらい改装できるか
- □管理人は常駐か、無人か

商業用物件

- □他の事業者や営業の様子
- □トイレが共用の場合は清潔さ
- □閉院後の引渡し状態（居抜きか、スケルトンなのか）
- □警備会社の確認
- □ビルオーナーの確認

その他、心得ておきたいこと

- □坪数は見取り図通りあっても、部屋の中に柱や壁の凹凸などがあると、ベッドが置けない、医療機器が入らないといった問題が起こる可能性があります。正方形の部屋と長方形の部屋でも什器などのレイアウトが変わります。そのため、どこに、何を、いくつ置くかを具体的にイメージしておくことが大切。
- □「他の方も契約を検討している」など、不動産会社に急かされても納得するまで物件をみること。
- □賃貸で気になる物件がなければ自宅開業を検討するなど、幅広い選択肢があるという視点を常に忘れないこと。

Part.2 7

賃貸申込書の提出

申し込みすることで交渉する権利が得られる

借りたい物件が見つかったら、申込書を提出します。これは物件を借りたいという希望を貸主に伝えるもので、契約書とは違うという点をまず押さえておきましょう。

また、申込書を提出することにより、家賃や契約に関する細かな条件の交渉ができます。

申込書を出すと、その時点で貸主と優先的に交渉する権利が発生します。ただし、物件（貸主の方針）によって申込者が現れた時点でそれ以降の募集を停止するケースと、一定の申し込み期間を設けて、その中から家主の意向に合う相手と交渉するケースがあります。前者の場合は基本的には早い者勝ちで交渉する権利が得られますので、気に入った物件が見つかったらなるべく早く申し込みます。まずは申込書によって交渉の優先権が得られるかどうかを不動産会社に確認しましょう。

しかし、申し込んだ人が必ず借りられるわけではありません。借り手が物件を選ぶ一方、貸主も借り手を選ぶからです。

貸主にとっては借り手が見つからない状態も困りますが、同時に契約後にトラブルが起きそうな借り手も避けたいと思っています。トラブルとは、たとえば家賃の遅延・未納や、近隣住民に迷惑をかける、無理な改装工事などによって物件が損傷するといったことです。

このような不安を解消する方法として、事業の内容や経営に関する計画などをあらかじめ伝えておくのも1つの手です。不動産会社の担当者を通じて伝えることもできますし、物件によっては内覧時に貸主が同席することもありますので、その際に自分で伝えることもできます。貸主とは契約後も接点を持ったり、長い付き合いになることもありますので、心証をよくしておくことが大切です。

家賃をめぐるトラブル回避策として、多くの物件では連帯保証人が必要となります。連帯保証人は家賃の支払いや物件全般にかかわる損失に対して責任を持つ人です。貸主としては借り手の収入や支出の状態が分からず、経営状況の見通しも立てられないため、万一のときに備えて連帯保証人に請求できる選択肢が必要となるわけです。

そのため、連帯保証人になってもらう人がすでに定年退職していたり、収入が少なかったりすると、別の人を連帯保証人にして欲しいといわれることがあります。また、配偶者は連帯保証人として認められなかったり、場合によっては連帯保証人が2名必要になるケースもあります。この点は貸主のリスク管理方針によって異なるため、物件によって条件はさまざまです。どんな人にお願いするか、いつお願いするかも合わせて準備を進めておきましょう。

【契約時にチェックしておきたいこと】

初期費用の確認

契約時には敷金・保証金・礼金・仲介手数料の金額、賃料・管理費（共益費）について確認します。金額が問題なければ、敷金・保証金・礼金・仲介手数料の支払い日を確認します。

融資を受ける予定がある場合、敷金・保証金・礼金・仲介手数料の支払い日と、融資先からの振り込みの日との兼ね合いを考え、約束の日に支払いが可能なのかを再度確認します。

起算日の確認

起算日とは家賃が発生する日のことで、たとえばある月の中盤から借りるのであれば、通常はその日から月末までの日数で賃料を日割り計算します。最初の家賃の支払い日、月々の支払い日もしっかりチェックしましょう。

ちなみに、内装工事などは基本的に契約が済んでから行いますので、起算日後に工事を始め、工事が済んだ後で開業となることが多いでしょう。ただ、貸主によっては開業日から賃料発生としてくれる場合もありますので、この点も事前に交渉してみるとよいです。

更新の確認

賃貸契約の更新（引き続き借りること）についても確認します。まず、更新時に賃料が、貸主・借主の協議によって改定できることになっているケースがあります。双方の協議を通じて改定するのが一般的なので、将来的に交渉する場面が来るかもしれないことを念頭に入れておきましょう。契約書に貸主によって一方的に改定できるといった内容が記載されている場合は必ず調整すること。

また、たとえば更新を希望する場合・退去を希望する場合は、期間満了の何カ月前に申し出るのかも確認します。期間満了前の退去は違約金が発生することがあります。

更新と中途解約については、貸主の事情による場合もあります。たとえば貸主が物件を売却するので更新したくない、契約期間内に退去して欲しいといったケースです。通常は貸主に正当な理由がある場合に限られますが、その際の連絡をいつまでに受けることになっているか、退去に伴う保障などはあるのかも確認しましょう。

退去時の確認

商業用物件で退去に関して重要なのが、どういう状態で物件を返すかです。たとえば改装した箇所をすべて取り払い、何もない状態（スケルトン状態）で退去すると定められている場合や、そのまま退去できる場合があります。この点は物件を内覧したり、申し込みするときに貸主と相談し、決めておく必要があります。契約書にサインをする段階でも、貸主と決めた通りの条件となっているかを入念に確認しましょう。

Part.2

8 賃貸契約書の締結

貸主と合意した点と契約内容が合っているか

自分と貸主の希望・リクエストが折り合えば、あとは契約書（賃貸契約書）を交わして手続きは終了です。

契約書を交わす段階では、お互いの意向がしっかり反映されているかを確認することがもっとも重要だといえます。たとえどちらかの要望を口約束していたとしても、契約書という書面で約束されていなければ効力はありません。契約書に書かれた条件が合っているかどうかチェックするとともに、事前に確認・約束した事項などがしっかり書面に反映されているかも確認しましょう。不明なことや不備があると感じる箇所がある場合には、必ずその場で不動産会社に問い合わせます。

契約書の内容については所在地や広さ、物件の用途、営業可能な業種などに関する基本的な点を確認します。

用途や営業可能な業種については、すでに治療院を開業することを不動産会社に伝えているはずですが、行政の特別な許可が必要となるケースもあります。契約の段階まできてこれら法律に触れているケースは少ないとはいえ、万一の可能性を考えて細かく契約書を確認しておきましょう。

また、契約書に「治療院を営むために物件を借りる」「その他の用途には使用できない」ということが記載されている場合は、「治療院以外の営業をするならば貸主の許可が必要となる」ことを意味しています。もし将来的に別の事業を始めたり、その物件で新たな展開をする予定があるなら、あらかじめ貸主の承諾を受ける必要があります。

物件に関するその他の注意事項にも目を通しましょう。たとえば商業用物件の場合は、既存のもの以外に新たな看板を設置することはできない、貸主の許可なく新たなリフォームができないと書かれていることがあります。廊下やエレベーター、駐車場などの共有部分についても使用制限が設けられていることもあります。賃貸物件は借り物ですので、物件の価値に影響するすべての作業・使用には貸主の許可が必要となります。入居後に改装を考えている場合は特に、どの部分を、どういう風に変えるのかお互いに理解しておく必要があります。将来的に追加の改装を考えている場合は、その計画についてもあらかじめ説明し、承諾を得る必要があります。説明するための資料として図面を準備するとともに、承諾を得た内容についてもできる限り書面に残しましょう。

これらは契約の基礎となる内容ですので間違いや相違点がないか確認します。見落としなどがあると開業・営業の根幹を揺るがしかねない部分です。少しでも疑問を持ったら、入念に確認することが大切です。

【マンション購入と賃貸のコスト比較】

本 Part では主に、治療院用として新たに賃貸物件の契約をする例について解説しました。しかし治療院用、または住居兼治療院として物件を購入するという選択肢ももちろんあります。治療院用として物件を購入の場合、もし仮に治療ができなくなってしまっても、他の人に貸すことができたり、ローンを返済すれば、ゆくゆくは子どもに資産を残すことができるなどのメリットもあります。

マンション購入と賃貸のコストを比較する場合の参考データ

購入	ローン返済総額	**物件の価格 ＋ 金利** ※変動金利か固定金利かで返済総額が変わる
	管理費・修繕積立費	**約1.5 ~3万円／月 × 12 カ月分** ※分譲価格の約 0.6%／年
	翌年からの住宅関連の税金	**固定資産税評価額× （固定資産税率1.4%＋都市計画税0.3%）／年** ※一定期間、条件を満たすと減額される。地域によって都市計画税はかからない。
賃貸	家賃	**家賃／月 × 12カ月分** ※地域や物件によって異なるが、2 年に 1 度 1 カ月分の家賃を見込む
	更新料	**家賃／ 2年に1回**
	敷金・礼金	**家賃 × 4カ月分** （4は敷金2･礼金2･仲介料1のうち、敷金の1は戻ると仮定して）地域や物件によって異なる

※日本経済新聞（2011年6月30日付）「40代からはじめるセカンドライフプラン（6）家は買うか借りるか おトク度コスト比較」を改変
※保険は含めていない

Column リノベーションという選択肢

p.41 では、あまりに長くウェブサイトに情報が掲載されている物件は何か問題があるかもしれないと記載しましたが、不人気の物件にも立地や家賃など、魅力的な部分があるかもしれません。古くて不動産価値がゼロの物件でも、自分のイメージに沿ったデザインに新しくリノベーション（修復・改善）すれば、家賃を格段に抑えることができます。鍼灸あん摩マッサージ治療院は「少し古い感じの建物」自体も、治療院のイメージ戦略に変えることができます。「半年以上借り手がつかず、家賃をかなり下げたにもかかわらず借り手がみつかっていない状態……」という物件が、思わぬ掘り出し物になる場合もあるのです。古い物件の場合、改装費用は高くなります。しかし、初期の投資を差し引いても開業している限り永遠に続く家賃の採算をとれるならば、よい選択肢と言えます。

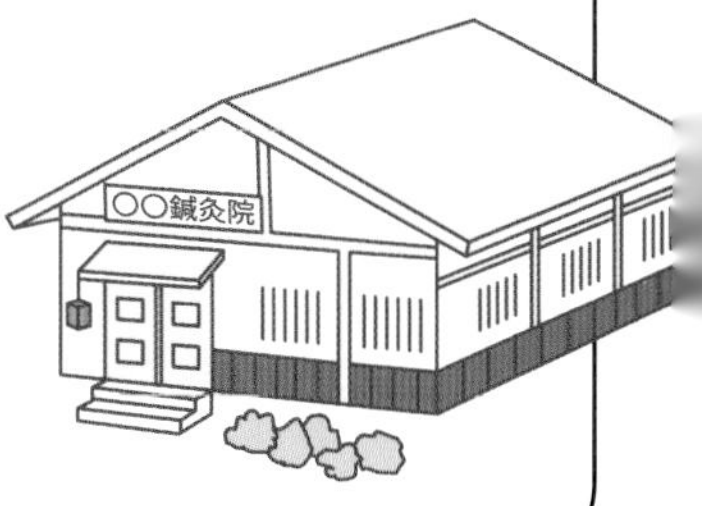

Column

不動産用語集

物件契約の際は、聞きなれない不動産用語を見る機会が多くなります。契約書の内容をしっかり理解してサインをするためにも、専門用語の一部を紹介します。

手数料

不動産会社を通して不動産の売買や賃貸借契約を行った場合、不動産会社に支払う仲介手数料のこと。2社以上の不動産会社が仲介者として介在していても、1社の場合の規定手数料を支払えばよいことになっています。

償却

敷金や保証金は預け入れられているお金という考えなので、退去時に原状復帰費用などを差し引かれる場合はありますが、基本的には戻してもらえるものです。ただし、なにもしなくても、時間が経過するごとに差し引かれていく分があります。このことを償却といいます。「契約時に保証金の○%を償却する」「1年ごとに○%償却する」など、契約書に書かれている場合は、しっかりと確認しましょう。

名義書換料

居抜き物件で、備品や内装を売った側が貸主（大家）に支払うお金のことです。これは前の借主が貸主に支払うもので、新しい借主が支払うものではありません。つまり、新しく開業する場合、この名義書換料を支払うことはなく、退去時に居ぬきで内装などを譲渡する場合に支払うものです。名義書換料の金額は「譲渡代金の○%」と表すことが多いです。

修繕積立金

マンションなどで、将来の建物全体や外装、共用部分の修理、修繕に備えて積み立てるお金のことです。修繕は大きなお金になるので、入居者が毎月積み立てて備えておくお金です。また、普段の建物の維持管理のために使われるお金は、管理費・共益費と表現されます。管理費・共益費はエレベーターの保守、共用部分の電気代や清掃費用などに使用されます。

期間内解約

更新の前に退去するケースのこと。期間内退去をする際には早めに貸主に伝えることが義務付けられ、特に商業用テナントの場合は3カ月から6カ月前に申告するように設定されていることが多いです。契約書をよく確認しましょう。

part.3

内装と備品を準備する

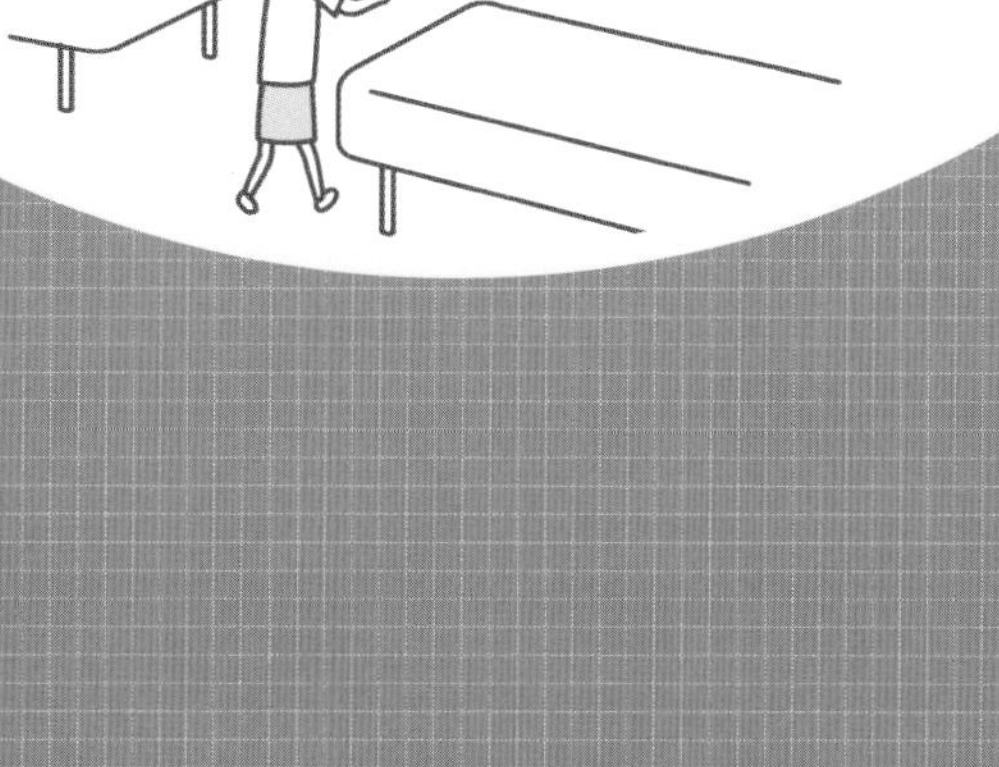

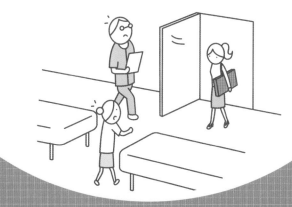

Part.3

1 内装を考える

内装のレイアウトとイメージを固める

物件のめどがついたら、次は内装工事の準備に着手します。

内装は治療院の雰囲気を左右するだけでなく、治療家や患者が効率的に動けるか、患者が快適に治療を受けられるかといった点でも非常に重要です。

まずは物件内のレイアウトを考えます。

治療院の売上は患者数と客単価の掛け算ですので、経営効率を考えるのであれば、ベッド数は多いほうがよいです。ただし、治療家が少なければ無駄になりますし、自費診療でじっくりと治療するスタイルを考えているのであれば、ベッドは1台で問題ありません。使わないベッドや機器を無駄に入れてしまうと、動線が妨げられて仕事の効率が落ちる可能性がありますし、治療院全体が狭苦しい印象にもなります。将来的な経営規模を考えて、導入するベッドや機器を決めましょう。

サイズが大きな医療機器は圧迫感を与えるため、壁際にレイアウトするのが一般的です。

そのほか、治療室以外に必要な受付・会計のスペース、待合スペース、スタッフルームやカルテなどを管理する場所などについても考えます。待合室や治療室は、確保しなければいけない広さが法律で決まっています。基本的なことではありますが、想定したレイアウトであはき法の基準を満たせているかどうかも確認します。

次に、どんな雰囲気の治療院にしたいのかイメージを固めましょう。

ポイントはＰａｒｔ１で決めたコンセプトや主となるターゲット層などを踏まえて考えることです。デザイナーや内装工事業者と打ち合わせを進めていくためには、自分が持つイメージをできるだけ具体的に共有することが大切です。長さや数といった数値化できることは口頭で伝えられますが、雰囲気や印象を伝えるのは難しいものです。そのため、ある程度イメージが固まったら類似の内装の写真など、視覚で理解できる資料を準備しておくとよいでしょう。治療院に限らず、雰囲気が気に入っている内装の写真や、「こんなテイストの待合室にしたい」「こんな色合いの入り口にしたい」といったリクエストが伝わる資料を用意しましょう。

場合によっては、物件探しの途中から内装工事業者に関わってもらうほうがよいこともあります。物件のつくり、建てつけ、水まわりの場所などによって、自分がイメージする内装を作るのが難しかったり、予想以上のコストがかかる可能性があるからです。そのような点を専門家の立場で判断してもらえます。

また、物件探しと内装工事業者との打ち合わせを同時進行で行うことにより、開業までの時間を短縮できます。

先輩 Voice

「内装では特にどのような点にこだわりましたか？」

・内装を考えるときにどういった点が重要になるかすらわからなかったので、医療用品の業者さんに相談し、打ち合わせに参加してもらってレイアウトを決めました。

・常に清潔にできるよう、衛生面は特に意識しました。患者さんが寒くないよう足元を暖める暖房器具も用意しました。

・シンプルかつ、ちょっとおしゃれな感じになるように工夫しました。

・内装工事業者にはイメージカラーとして、メインにホワイトとシルバー、ポイントにオレンジを使いたいと伝えたことで、統一感が出ました。

・清潔感は当然のことですが、敷居を低くするために治療院ではなくサロン風の内装を目指しました。

・開業前から治療をしている患者さんで、開業後の想定患者に近い方に「どんな雰囲気がよいか」を聞いて、備品などを揃えました。待合室も「1つずつに分かれているいすよりも、ソファーのほうがよい」と細かな意見をもらいました。

・内装のイメージは実際に物件を見てから描き始めました。小児医院の居抜き物件だったので、もともとのつくりをベースに、木の温かさを取り入れて明るいイメージを心がけました。受付などはそのまま使用できました。

・若い人には新鮮、高齢者には懐かしい雰囲気を演出するため、待合室を畳にして、いろりを置きました。ふすま風の仕切りをつくり、全体的にレトロな感じに仕上げました。その後、改築して治療室も畳にしてバリアフリーにしました。清掃がとても楽になりました。

・エントランスに折り畳み式のベンチを設置して、患者さんが座って靴を履くことができるようにしました。戸建住居用の物件ですが、玄関スペースをうまく活用できるように工夫しました。

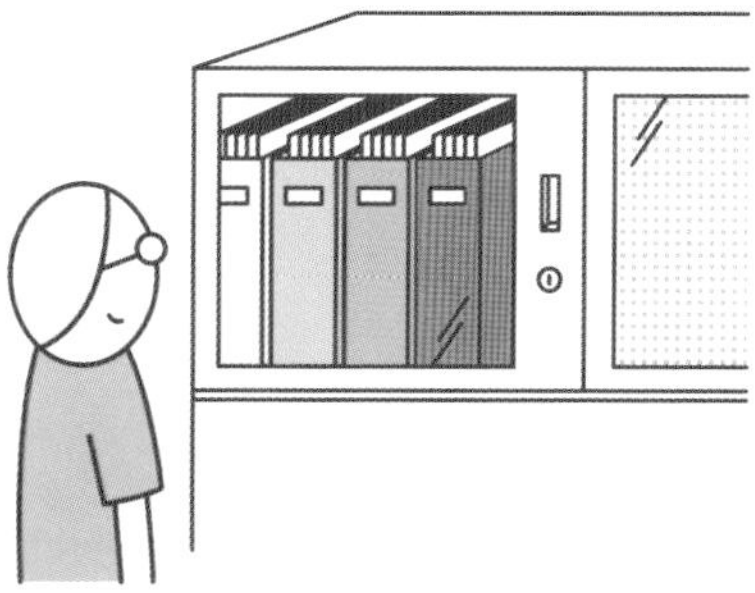

Part.3 ②

内装業者の探し方

まずは紹介を通じて信頼できる業者を選ぶ

内装工事業者を探すならば、まずは知り合いに頼めそうな人がいないか聞いてみるのがよいでしょう。知り合いが推薦する業者であればある程度は信頼できますし、割安で発注できる可能性も大きくなります。

開業治療家のコネクションがなければ、親族、知人、友人などに聞いてみましょう。

できればすでに治療院を手がけたことがある業者が望ましいです。治療院として満たさなければならない条件や制約などについても詳しく知っていることでしょう。患者や治療家にとって、どういう動線が望ましいか、どういうレイアウトにすると快適に動けるかといったことも配慮してくれます。

内装工事は一度工事を始めてしまうと修正するのが難しく、やり直す場合には追加のコストがかかります。そのようなリスクを抑えるためにも、できるだけ治療院の内装工事を手がけたことがある業者を探して依頼するのが望ましいでしょう。

ただし、工事を開始したい日が決まってから知り合いに声をかけても、すぐに見つかるとは限りません。開業を決めたら、紹介して欲しいとあらかじめ各所にお願いしておきましょう。

商業用物件を借りる場合は、不動産会社やビルの管理会社などから紹介してもらうパターンもあります。不動産会社は、地元の情報をたくさん持っています。商業用物件の場合は管理会社と契約していたり、専属の仕事をしている業者がいる可能性があります。この場合も、多くの情報を集めるという点で、物件探しがある程度進んだ時点で聞いてみてください。どういう業者を探しているか、経験・実績があるか、予算はどれくらいかといったポイントをまとめ、相談してみましょう。

もちろん、自分でゼロから探す方法もあります。内装の仕上がりが素敵だと感じている治療院が近くにあれば、どんな業者が手がけたのか聞き、直接当たってみてもよいでしょう。また、地域の内装工事業者をインターネットで検索し、施工例などから業者を見つけることもできます。

新規で探す場合は手間と時間がかかりますが、価格などの面から複数の業者を比較できるのがメリットです。また、知り合いの紹介だと過度に遠慮したり、気を使ってリクエストしづらくなる可能性があります。

いずれにしても、最初から選択肢を狭めずに複数の業者（できれば2～4社程度）から見積もりをとり、業者と実際に会って、話すことが大切です。実績や予算のほかに、担当者の人柄、熱意なども意識して選ぶようにしましょう。自分の意見が言いづらそうだと判断した場合は、避けたほうがよいです。

先輩
Voice

「内装工事業者はどのように決めましたか？」

・親戚に個人でやっている建築士がいて、気軽に相談したらとてもよい設計プランを作ってもらえたのでその方にお願いしました。

・自分の理想のテナントを見つけたので、そのテナントの取り扱い不動産会社にかけあい、紹介してもらいました。

・知人の勤めるリフォーム会社、不動産会社推奨のリフォーム会社、地元大手リフォーム会社の3社から見積もりを取って決めました。最終的には家主さんの意向もあり、不動産会社推奨のリフォーム業者にお願いしました。

・私は知り合いには頼みませんでした。知人・友人にビジネスとしてお願い事をすると、時に信頼や人間関係が邪魔をすることがあります。業者もさまざまなので最低3箇所はあたってみるとよいと思います。

・デザイン会社を選定し、そこから内装工事業者を紹介してもらいましたが、今考えると、工事費用はもう少し安くできたのではと反省しています。工事料金を安くするための折衝会社なども存在しますので、できる限り多くの会社から見積もりをとり、初期費用を抑えることが重要だったと考えます。

・内装工事業者は不動産会社の紹介で決定しました。過去に偶然、治療院の内装を手がけていた業者だったので、打ち合わせなどもスムーズに進行しました。

・入居したビルの管理会社に専従のインテリアコーディネーターがいて、その方に内装を依頼しました。

・お世話になっている鍼灸師の先生の紹介で内装工事業者を決めました。

・インターネットを介し、複数の見積もりをとり、最終的には値段で決定しました。複数の業者から見積もりを取ることで、値段の違いや相場が分かるので交渉ができるようになります。特に、デザイン費は交渉の余地があります。

・数社から見積もりを取って決めました。やはり値段がいちばんの決め手となりましたが、そのほかにもいろいろな要望に対応してくれそうかどうかも確認しました。内装工事業者と実際に会って打ち合わせをして、その人を見て最終的に判断するのがよいと思います。納得がいくまで何度も図面を書き直してもらいました。

・内装工事業者の知り合いがおらず、物件を仲介した不動産会社の紹介で看板や内装の一部をお願いしました。正直、かなり高くつきました。

・親戚に建築関係の人がいたので、その人にお願いしました。

・自宅のリフォームでお世話になったことのある業者さんにお願いしました。

Part.3

③ 内装業者へのイメージの伝え方

イメージを共有するため 多くの情報を提供する

内装工事業者との打ち合わせでは、できるだけ端的に自分のイメージやリクエストを伝えることが重要です。業者の選定が長引けば長引くほど開業が遅れるので、あらかじめ伝えたいポイントを明確にして打ち合わせに臨みましょう。

打ち合わせ前に決めておくことは、依頼する内容と範囲（デザイン、実際の工事、進行管理の分担）、開業時期、現在の物件の状況（居抜きかスケルトンか、賃貸か持ち家か、契約の状況は現在どうなっているのかなど）、予算、仕上がりイメージなどです。

この中で、仕上がりイメージは伝えるのにもっとも時間がかかる可能性があります。また、自分が望む内装を作る上で重要なポイントともいえますので、時間をかけてコミュニケーションをとるべき要素です。

そのため、前述した通り写真などイメージ共有に役立つ資料を準備しておくことが大切です。また、写真だけでなく、そのイメージのどういう点が気に入っているか、自分の治療院でどのように活用したいかといった具体的な意見としてまとめておくとより伝わりやすいです。

すでにウェブサイトやロゴ、名刺、パンフレットなどができていたり、製作のイメージなどが決まっている場合は、参考資料として見てもらうのも有効な方法です。

内装のイメージを伝える際には、治療院のコンセプトと主となるターゲット層も伝えましょう。例えば、リラックスした空間でゆったり治療を受けられる治療院と、気軽に足を運べる治療院ではレイアウトが異なります。内装は、見た目と使い勝手の両面で、治療院のコンセプトと合っている必要があり、メインとなる患者にとって快適である必要もあります。そのような点で認識のズレを防ぐために、どういう治療院を目指しているのかをしっかり伝え、理解してもらうことが大切なのです。

将来的にスタッフを増やすなどの計画がある場合も、あらかじめ伝えておきます。

将来的にスタッフを増やすなら、今現在想定しているスタッフルームでは広さが足りないかもしれません。専門的な目線での意見を取り入れながら、内装に反映させて完成度を高めていくことも重要です。自分の中で仕上がりイメージを持つことは大切ですが、それに固執しすぎずに、業者の意見も柔軟に取り入れましょう。イメージが共有できたら、それを元に施工方法を考えてもらい、見積もりを出してもらいます。予算は安く収まるのが理想ですが「安かろう・悪かろう」ではいけません。伝えた要素が反映されているか、不明な点、不要な工事がないか確認の上、契約をします。

【 デザイナーや内装工事業者に伝える主なポイント 】

□ 依頼内容（スケルトン物件か、居抜き物件か商業物件か住居用物件かなど）

□ 依頼範囲（デザインのみの発注なのか、工事のみの発注なのか、両方なのかなど）

□ 開業予定地の住所

□ 開業時期と工事期間（※賃貸物件の場合、基本的には工事期間中も家賃が発生するため注意が必要）

□ 現在の物件の状況（契約状況、内覧の同行が必要か、階数、坪数など）

□ 予算

□ 発注先を選ぶ際に重視している点（デザイン重視なのか、費用重視なのか、スピード重視なのか、治療院経験の有無の重視なのか）

□ 治療院設置で義務付けられていること（治療室が6.6平方メートル以上の面積を有せるようにすること、室面積の1／7以上に相当する部分を外気に開放できるか、これに代わるべき適当な換気装置をつけること、待合室の部分が3.3平方メートル以上の面積を有せるようにすること）

□ デザインイメージ、コンセプト（できれば自分が想定する空間のイメージに近い内装の写真などを持参する）

□ イメージカラー

その他、灸使用に向いている壁紙、床材の相談もしてみるとよい

先輩
Voice

内装工事業者との打ち合わせの際に気を付けたこと

・いろんな治療院、エステサロン、ホテルなど、とにかくたくさん見ておくことが重要です。そのうえで、コンセプトや自分のイメージに合った写真を用意しておくと、求めているものが的確に相手に伝わりやすいです。自分の頭の中だけで思い描いていても、なかなか上手く伝わりません。自分のイメージしているものを、ちゃんと伝えないと治療院の雰囲気が間違って伝わってしまうので注意してください。

・写真など、具体的な内装イメージを見せたほうがよいですが、なかなか自分のイメージとぴったり合うものはありませんでした。「これに近い感じ」と見本を見せながら、自分の要望を伝えるとよいと思います。

・内装工事業者やデザイナーとの信頼関係を築くには、ある程度相手に任せることも必要だと感じました。

・開業前にコンセプトに沿った治療院のホームページを準備していました。そのホームページのデザインを、イメージの主軸として先方に提示しました。

Part.3

④ デザインと工事の業者を分けて発注する

デザインと施工を分けて発注することもできる

内装工事業者を選ぶ際には、デザインをデザイン会社に頼み、そのデザインを元に工事業者に発注する方法と、デザインと工事を両方できる会社に一括して発注する方法があります。

デザインと工事を分ける場合、まずデザインの段階で複数の案を比較・検討します。例えばデザイン専門の会社を2つ見つけて、それぞれの案を見比べます。そのうえで、工事の予算も比べることができます。このステップを踏まえることでデザイン面での最終的な仕上がりがよくなる可能性があります。デザイン会社を探すのとは別に工事業者を探したり、それぞれとの打ち合わせや、見積もりを見る数が増えるといった手間がかかりますが、デザイン会社からよい工事業者を紹介してもらえたり、提携の業者を紹介してもらえるかもしれません。デザインにこだわりたい場合はデザイン会社に絞って探してみましょう。

これに対して、デザインと工事を一任できる業者は、打ち合わせなど、やりとりをする相手を一本化できるのがメリットです。前者のようにデザインと工事を別々に依頼すると、自分が間に立ち、両者をつなぐ必要があります。一方、両方を手がける会社であれば、基本的にはその会社内で意思疎通が図られていますので、デザインが決まってから工事に取りかかるまでの流れもスムーズにいくでしょう。ただし、社内ですべてが行われていて詳細な予算やスケジュールが明白でない分、ずさんな管理体制になっていないか確認が必要です。

どちらの方法がよいかは、内装工事にかける費用と時間によります。費用の面では、デザインと工事を分ける方が高くなる傾向があります。

ただ、費用は業者によってまちまちですので、どれくらい差が出るかは見積もりを見ないことにはわかりません。別会社に頼んでもほとんど差が出ないこともあります。多少、時間の余裕があり、完成度を高めたい場合には、両方のパターンで見積もりを出してもらい、比較してみるとよいかもしれません。

時間優先で考える場合は、デザインと工事を一任できる会社の方がよいです。最初の打ち合わせから見積もりが出るまでの目安は、デザインと工事を別会社に頼む場合は約1カ月、同じ会社に頼む場合は約2週間です。別会社に頼む場合、工事の見積もりはデザインができ上がってから作りますので、その分のタイムラグが出るのです。

複数の業者からデザイン案や見積もりをもらうのは重要ですが、多すぎると打ち合わせや比較する時間が長引きますので、4社程度に絞ってから具体的な比較・検討をスタートするのがオススメです。

デザイナー（デザイン会社）にデザインを、工事業者に工事を、分けて依頼するメリット

はじめにデザイナー数人から見積もりや完成イメージをもらうことで、内装デザイン基準で比較検討できるメリットがあります。デザイナーが決まったら打ち合わせをし、その後に内装工事業者から工事費の見積もりをとり、比較検討します。工事の進行・クオリティの管理は基本的にデザイナーが行います。工事の管理と、施工の役割分担がはっきりしているため、客観的な管理が期待できます。デメリットは、デザイナーが決定してから打ち合わせが何度か必要なこと、デザインと工事の見積もりを並行して進められないために時間がかかることです。

デザインと工事、両方ができる会社に依頼するメリット

デザインと内装工事どちらも請け負っている会社に一括で見積もりを依頼することで、比較検討を同時に行うことができます。また、打ち合わせも少なく済み、スピーディーに作業が進みます。ただし、管理と工事を同じ業者が担うため、クオリティや進行に不安を抱くことになる可能性が稀にあります。

どちらのケースでもデザイナーがキーパーソンとなる

個別に依頼するケース、一括して依頼するケース、どちらにおいても、デザイナーは大変重要なキーパーソンになります。なぜなら、内装は店名やロゴと同様、治療院のブランディングや差別化において欠かせない要素だからです。デザイナーには、想定している患者層や治療院の方向性など、ささいなことでも細かく伝えていきましょう。そのため、デザイナーの人柄を見て要望を言いやすい人か、イメージに近い内装をデザインしたことがあるかなど、しっかり人選を吟味する必要があります。

【デザイナー・内装工事業者を決める主な流れ】

いくつかの物件を比較検討する
↓
ある程度に絞って実際に物件の内覧をする
↓
不動産契約

複数のデザイナーや内装工事業者から見積もりをとり（3～4社）、自分のイメージや予算に近いところにあたりをつけておく
↓
ある程度に絞って打ち合わせを行い、内覧の同行を依頼する（契約をしていないと物件チェックをしてくれない業者もあるため、臨機応変に）
↓
最終的な見積もりを確認し、デザイナー、内装工事業者契約

▼
▼

内装工事
着工

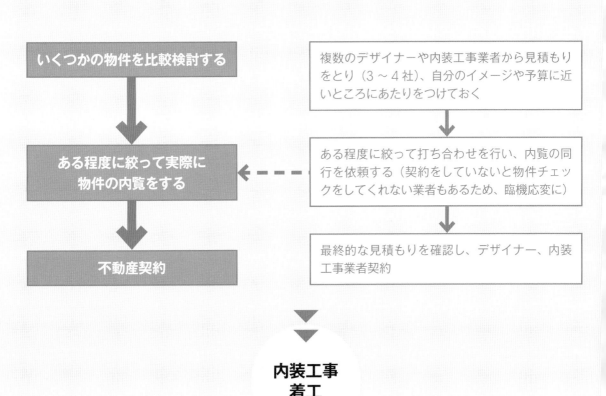

Part.3

5 治療院の外観を考える

店構えと看板で存在を認識してもらう

一度も鍼灸あん摩マッサージの治療を受けたことがない人にとって、治療院は「なんとなく入りづらい」と感じることもあります。この「敷居が高い、とっつきづらい」という感覚を和らげるのが、治療院の店構えです。

店舗における店構えは「顔」という意味を込めて「ファサード」と呼ばれています。人の顔と同様に店の顔も見る人の印象を左右しますので、工夫が大切です。ポイントは治療院のコンセプトと合わせることです。例えば完全予約制や紹介を通じた患者がメインの治療院なら高級感やおもてなしが店構えのキーワードになるかもしれません。気軽に入れる治療院なら、オープン、明るさ、賑わいといったキーワード、ゆったりと治療を受けられる治療院なら温もりや贅沢などがキーワードになるでしょう。開放感のある店構えにしたい場合、物件選びの段階でガラス張りのテナントや扉が大きな物件に条件を絞って探すとよいです。ビルによって表面の改装や装飾が制限されていることがあります。つまり自分で工夫できないことがあるため、あらかじめコンセプトに合いやすい店構えの物件を探すことが重要なのです。

このほかに店構えについて重要なのは、「目にとまるかどうか」です。道を行き交う人の目に治療院の外観が止まるのはほんの一瞬です。その一瞬で存在を知ってもらうには、目立つことが大切ですし、目に止まる時間を1秒でも2秒でも長くする工夫が必要です。

たとえば、周囲の店舗の外観が茶色系のアンティークな外観が多いと感じたら、別の色をコンセプトカラーにして雰囲気が異なる店構えにするなど、意外性を演出するのも有効です。

看板を活用して「治療院」をアピール

物件に外観の改装・装飾に制限がある場合は、看板を活用しましょう。

看板の目的は、ひと目見て治療院の存在と場所を認識してもらうことです。治療院の屋号によっては、看板そのものは目立つものの何の店か分かりづらいことがあります。屋号に鍼灸などの言葉が入っていないときはロゴマークなどで認識させる工夫の必要があります。

また、据付の看板のほかにA型看板を使うこともできます。A型看板は営業時間などを詳しく説明するものという役割を持ちます。店構えや看板が「気づかせる」ものだとすれば、A型看板は「読ませる」看板です。

マンションやビルの物件を借りる場合は看板が出せないことが多いですが、A型看板ならば設置できるケースもあります。物件契約時に、貸主に相談してみましょう。

外観・看板の工夫

外観自体を工夫する

1 階のテナントや自宅開業の場合は、外観を工夫できるのが魅力です。外観は治療院の顔となり、外観全体が看板の役割を果たし、患者へのアピールポイントとなります。外観は治療院であると明確にわかること、そして治療院の雰囲気が患者に伝わることが望ましいです。デザイナーに相談し、内装とマッチした色を使ったり（目立とうとして色を使いすぎるとかえってわかりづらくなってしまいます）、看板の書体を工夫したりしましょう。

窓に装飾をする

2階以上の場合、窓に治療院名を掲げて存在をアピールしているケースも多く見られます。一目で文字情報が飛び込んでくるので分かりやすく、自分で行えばコストも抑えて作成することができます。

布看板

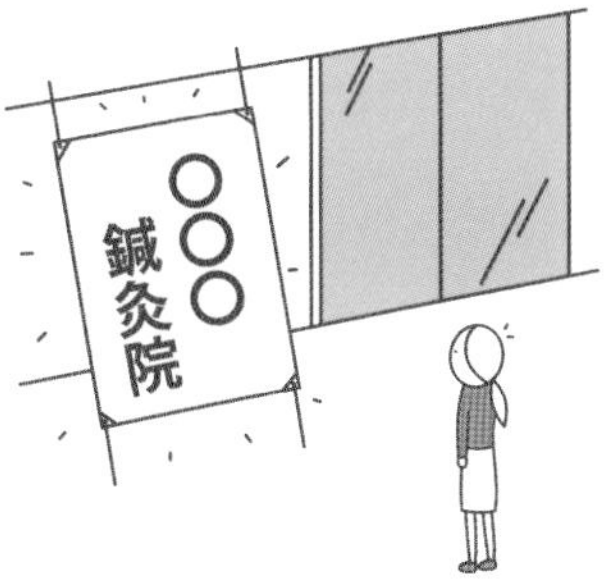

布看板は、低コストで設置でき、さらに味のある雰囲気も醸し出すことができます。面積も大きいため、大きくアピールすることができます。リノベーション物件や、治療院内を和風にまとめている場合は、検討してみるのもよいです。

袖看板

道にはみ出し、建物の外壁に設置する袖看板と呼ばれるタイプがあります。袖看板は正面からだけでなく、通りを歩く人や自転車で通行する人の目に触れやすいため、非常に有効です。しかし、商業用物件の場合、別途で使用料、設置料がかかるケースがあったり、手入れが大変ということから手軽に取り付けるのは難しいかもしれません。

A 型看板

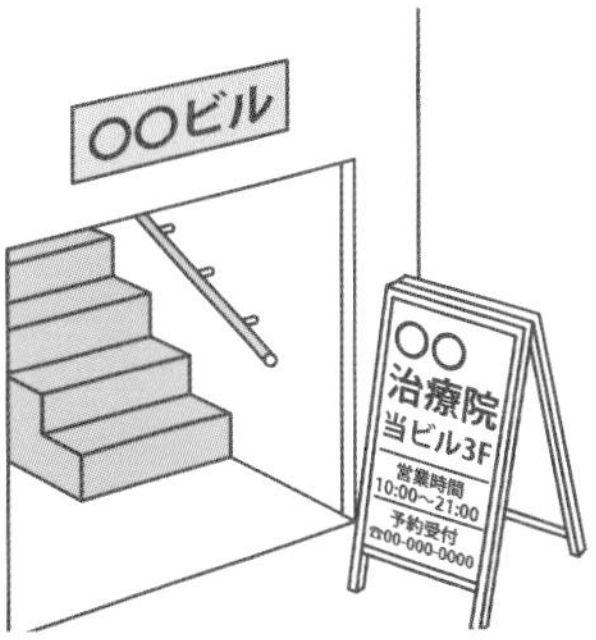

ビルの2階以上の場合は、手軽に出せるのが A 型看板です。最近は、あえて手書きの A 型看板にしてアットホームな雰囲気を演出する治療院もあります。ただし、A 型看板を出す場合はトラブルにならないようにまずは貸主、場合によっては近隣住人にどのような看板を出したいのかなど確認をする必要があります。

外観・看板を目立たせる工夫

治療院の名前を大きく外観に掲げていても、院の前に木や電柱などがあると看板が見えづらくなってしまいます。物件契約時、外観をデザインする時点でどの場所に設置をすると一番見やすいのかを十分考慮しましょう。

また、看板の場合は、雰囲気に溶け込ませすぎないことも重要です。周囲に溶け込みすぎてしまうと目立たずに結局、意味をなさないこともあります。ただし、あまりにも奇抜な外観は好まれないので避けたほうがよいでしょう。特に住宅街では注意が必要です。

Part.3

6

治療院内の動線を考える

治療家と患者の院内での動きを考える

内装の打ち合わせでは、患者や治療家が快適に動けるかどうかを検証することが大切です。

まずは治療家の動線を考えましょう。開業当初は少人数のスタッフでスタートする人が多いと思います。一度に治療できる患者数は限られますので、おのずと設置するベッドの数が決まります。必要以上にベッドが多いと手狭感、または閑散とした印象を与えることがあり、治療の邪魔にもなります。

まずは必要最小限の設備を置くためにどれくらいのスペースが必要かを把握しましょう。

次に、治療院が混雑する曜日や時間帯には、最大でどれくらい患者が来院するかを考えます。スタッフと手分けして治療するなら、同時に何人の患者に対応できるかを考えてベッド数を調整します。同時に複数の患者を治療できない場合は待合スペースが十分かどうかを検討しましょう。複数の患者が同時間帯に来院するスタイルならば、治療家が治療スペースから入り口や待合スペースの様子を確認できるよう設計するとよいです。

スタッフが増えると動線も複雑になります。そのため、将来的に人を増やすのであれば、その際にお互いの動線が干渉しないかをイメージしながら考えることが大切です。例えば棚のカルテを出し入れしたり、受付・会計をするときにどう動くかといったことを考えてみます。

患者の動線は、入り口、受付、待合スペース、治療スペースと進み、治療が終わると待合スペース、受付（会計）、出口へ流れます。それに対して治療家は、受付、カルテの確認、治療スペース、（お茶などを提供する際はその準備）、受付の流れが基本です。まずは患者の動線と治療家の動線が過度に干渉していないか、ぶつかることはないか、何度もすれ違うことはないかを確認しましょう。

また、患者の多くは落ち着いた環境での治療を求めています。せっかくゆっくり治療を受けようと思っていても、ベッドの脇をスタッフや別の患者が慌ただしく動き回ると醒めてしまうものです。カルテの出し入れなどで横に長く立たれるのも気になりますし、動線の途中でレジやバックヤードが見えるのもマイナスポイントとなるでしょう。待合スペースにいる人たちからは治療の様子が見えないようにすることも大切です。

動線は、患者の目線で考えることが大切です。ある程度レイアウトが決まった後も、実際に患者目線で受付から治療、会計終わりまでを想定して治療院内を歩いてみると、印象を損ねそうな場所やモノなどが見つかるかもしれません。居抜きや自宅開業で大幅な動線変更が難しければ、つい立てや棚を使って動線を整える方法を考えます。

動線を確認する

患者が治療院に来院してから治療が終わって帰宅するまで、患者側も治療家側も毎回同じ動きで院内を動きます。無駄な動きが発生しないか、はたまた治療家側と患者が何度もすれ違ったりしないかなど確認する必要があります。単純な動きで、患者と治療家、スタッフの動きができるだけ重ならないことが重要です。また、動線を考える際はコンセントの位置なども確認し、機械のコードが動きの妨げにならないかにも注意して、配置を決めます。

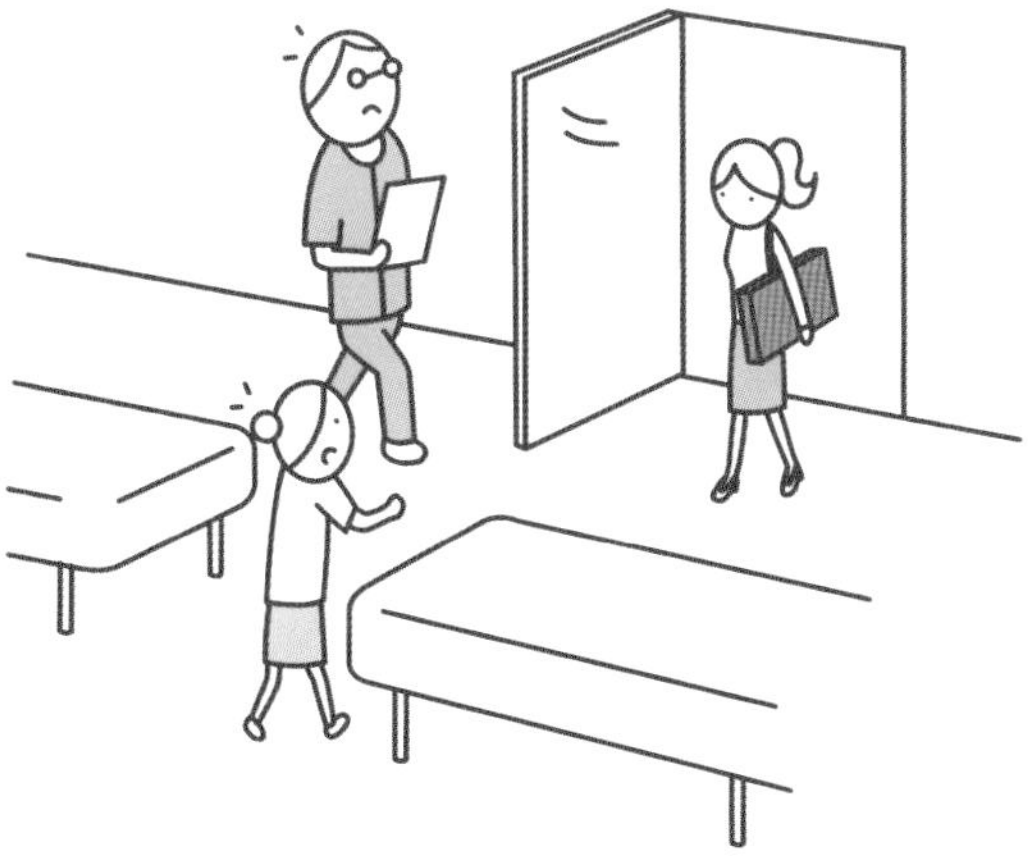

動線の
ポイント

- 単純な、無駄のない必要最低限の動きで完結できているか
- 患者とぶつかったりする事故は起きないか
- 患者は電源コードなどにひっかからないように歩けるか
- 患者がトイレに行きやすいか
- 受付はスムーズに行えるか
- バックヤードは見えないようになっているか
- 掃除はしやすいか

間取りにベッドや機器を書き込んだ上で、自分、患者の動きを矢印で書き入れて検討してみましょう

Part.3

7 スケルトン物件の内装

スケルトン物件は自由にレイアウトできる

内装工事の規模や手間は、どのような状態で物件を借りるかによって変わります。

テナントの場合、通常は前の入居者が設備や什器などを取り払い、何もない状態で次の借り手が入居します。この状態の物件をスケルトン物件といいます。スケルトンは「骨組み」という意味です。このタイプの物件を借りる場合は、原則として退去時にスケルトン状態に戻します(原状復帰義務)。

スケルトン物件のメリットは、内装設計の自由度が高いことです。基本的には壁と柱しかない状態ですから、水回りも壁や床の色も、どこに、どんな設備を配置するかも、イメージ通りの内装に作りやすいです。

機能性やデザイン性を重視する人や、治療院の完成イメージが具体的かつ明確な人にとって、スケルトン物件は適したタイプといえます。

また、何もない状態から設計して作り上げますので、内装は新築そのものになります。ドアや窓など据付のものについては位置や大きさを変えることはできませんが、それ以外の点はすべて新品です。まったく新しい状態で開業できるのもスケルトン物件の魅力といえるでしょう。

ただし、一から内装を作っていくので、その分コストがかかります。また、設計も一から考えますので、仕上がりのイメージを明確に考えておくとともに、デザイナーや内装工事業者としっかり共有する必要があります。また、どれくらいの予算がかかるか管理しにくい面もあります。設計段階でつまずかないために、業者との打ち合わせは入念に、そして早い段階から行うようにしましょう。

スケルトン物件の場合、内装の打ち合わせの段階で、退去時に内装を撤去する費用がどれくらいかかるかも確認しておくとよいでしょう。前述の通り、基本的にスケルトン物件はスケルトン状態に戻して返却します。その際の費用を頭に入れておかないと、他の物件に引っ越すときなどに資金難となる可能性があります。ただし、場合によってはスケルトン状態に戻さなくてもよいケースもありますので、内覧時に確実に不動産会社に確認しましょう。

スケルトン物件でも1つ注意したいのは、開業まで期間がかかることです。居抜き物件と比べると、設計にも、工事にも時間がかかります。内装工事は、基本的には賃貸契約を結んでから取り掛かります。工事期間中は売上が得られないなか、家賃だけはかかる状態となります。つまり、売上がないのに経費がかかる期間なのです。デザインに関してはあらかじめ進めておくとしても、工事にどれくらいかかるか、開業日がいつになるかを確認しましょう。

スケルトンのメリット・デメリット

メリット

- 間取り全体を変えられるため、自分の思い通りの治療院ができる
- 水回りの配置や、配管、配線も変えられる
- 建物の傷み具合を確認できる
- 簡単にバリアフリーにできる
- 断熱性を向上できる
- 費用の見積もりがしやすい

デメリット

- 退去時に原状復帰義務がある場合、解体費用がかかる
- 基本的には初期投資が多くかかる
- カラ家賃（工事期間に支払う家賃）を支払う期間が長い

原状復帰費用について

退去時の原状復帰義務に関しては、契約時に確認しなくてはいけない重要な事項です。スケルトン物件の場合、契約書に原状復帰義務と書いてある場合は退去時には同じくスケルトンの状態にしなくてはいけません。スケルトンにするためには、解体業者に依頼をして、内装をすべて解体し、壁や天井、床、配管、配線、排気設備などを入居時の状態に戻します。鉄筋コンクリートのビルなどであれば、コンクリート打ちっ放しの状態にすることがほとんどです。当然スケルトンに戻すためにも費用がかかります。さらに、貸主指定の解体業者に依頼するよう義務付けられているケースもありますので、物件を契約するときによく契約書を確認してください。ただし、あまりにも古い物件の場合などは、交渉次第で原状復帰義務をなくしてもらえるケースもあります。自分一人での交渉が難しい場合は、デザイナーや内装工事業者と一緒に掛け合ってみるとよいでしょう。

Part.3

8 居抜き物件の内装

居抜き物件で開業までの時間を短縮

壁と柱しかない状態で借りるスケルトン物件に対して、前の入居者の設備や什器などを引き継いだ状態で借りる物件を「居抜き物件」といいます。

居抜き物件は開業までの時間を短縮できるのが大きなメリットです。例えば前の入居者が治療院で、その設備が使えるのであれば、追加で必要な設備・什器などを入れるだけで開業できます。改装などにかかる時間が短縮でき、すぐに営業を始めることができます。その場所に以前治療院があったことを知っている人が多ければ、そういった患者が引き続き通ってくれるかもしれません。

追加で改装をしたい箇所があったとしても、ベースとなるレイアウトができている分、時間が短縮でき、費用も安く収まる可能性があります。

ただし、レイアウトはある程度制限されます。レイアウトを変える場合にはスケルトン物件よりも高くなるケースがある点に注意しておきましょう。

また、コストに関しては、設備の状態が影響します。居抜き物件の方がスケルトン物件よりも安く開業できる印象ですが、物件の状態によっては機器の引取り・修理などでかえって高くついてしまうケースもあるということです。設備がひと通り揃っていたとしても使えるかどうかは物件によります。例えば壁紙を貼り直す必要があったり、エアコンを買い直す必要があるかもしれません。そのため、居抜き物件を検討する場合は、内覧の際に物件の状態をより詳細に確認することが大切です。

さらに、一般的に居抜きの場合は「前の借主から内装を買い取る」という契約になるので、追加の内装工事費用と合わせると、スケルトンから工事をしたほうが安いケースもあります。

居抜き物件を見る際には、前の店舗が退去する理由も調べましょう。望ましいのは、繁盛したためにより大きな店舗に移ったというケースです。一方で注意したいのは、売上が下がったから退去したというケースや、近隣店舗とうまくいかなかったというケースです。その場合は物件の契約自体を考え直した方がよいかもしれません。

居抜き物件は、設備の状態などを含めて状態がよい物件を見つけられるかが重要です。自分の理想の物件にはなかなか巡り合えないので、ある程度時間に余裕を持って探すことが大切です。より多くの物件情報がもらえるように、不動産会社に希望する条件などを伝えておきましょう。

なお、居抜き物件でも、退去時も居抜きの状態で返すのではなく、スケルトン状態にして戻すという条件が付いている場合があります。その点は、賃貸契約書をよく確認しましょう。

居抜きのメリット・デメリット

メリット

・初期費用が抑えられる
・以前の業態が治療院だった場合、そのまま前の患者を引き継げる可能性がある
・工事に時間がかからないため、スケルトンより早く開業できる

デメリット

・内装の自由度に制限がある
・どんな理由で閉店をしたのかを細かく確認する必要がある
・以前のテナントが業績不振で廃業した場合、そのイメージがついてくるおそれがある
・居抜きで使える以前の業態が限られるのでちょうどよい物件を探すのが大変（例：飲食店の居抜きではそのまま使用できない）

居抜き物件の契約

居抜き物件は、前の借主が、貸主（大家さん、オーナー）の了解を得たうえで、退去するときに物件の設備や什器を引き取ってくれる次の借り手を探して契約を結びます。そのため、物件の契約と、居抜きの内装の引渡しは別の契約なのです。つまり退去する前の借主と話し合い、引き渡される内装は無料で引き渡されるのか、はたまた有料での買い取りなのかを決めて、内装、設備、備品などを売買します。物件の賃貸借契約とは別に、前の借主との間で造作譲渡契約または資産譲渡契約を結ぶことになるのです。自身が退去する際の義務も契約書をみて確認しておきましょう。

居抜き物件と残置物件

ここまで、前の業態の内装や設備が残っている物件を「居抜き物件」と述べてきましたが、実は居抜き物件以外にも「残置物件」というものがあります。居抜き物件は営業中の店が数カ月後に閉店を予定して次の借り手を探しているのに対し、残置物件はすでに閉店をしていてスケルトンに戻していない物件です。残置物件の場合は閉店している期間があるため、「潰れてしまったお店」という悪いイメージが付きまとうことがあるため、注意が必要です。

9 DIYで行う内装工事

初期費用が圧倒的に安い 自宅開業・DIY改装

自宅の一室を改装して治療をしたり、住居用のマンションの一室などを借りて治療院とする場合は、商業用物件を借りるケースよりも小規模の内装工事で済みます。ときには自分で工事を行う（DIY）程度の小さな工事で済むということもあり、格段に開業費用が安く抑えられます。

実際、部屋を装飾する程度の作業であれば、DIY関連の情報誌やウェブサイトなどを参考にしながら手がけることもできます。必要な材料もホームセンターやインターネットで購入でき、それ以外の費用はかかりません。

ただし、業者が手がける場合と比べるとインテリアがアットホームな雰囲気になります。雰囲気が治療院のコンセプトと合致している場合はよいですが、例えば「非日常な空間」「医療施設らしい空間」などを目指している場合にはイメージとそぐわないので、ある程度はお金と手間をかけて内装をコンセプトに合うように変える必要があります。例えば壁紙や床を張り替える、インテリアを統一するといった工夫を加えるだけでもずいぶんと変化があります。

次に、患者の動線を考えて、治療家の生活スペースや日常が見えないよう工夫しましょう。特に治療院の顔である玄関に自分や家族の私物を置かなければいけない場合は、棚を新調したり目隠しをする配慮をし、自身のプライベート部屋の扉は完全に閉めておくことを意識します。

また、自宅開業の場合、患者が使用するトイレにはより注意をしなくてはいけません。商業用物件で開業する場合と同じで、清潔さを保つとともに、イメージやインテリアを治療室と合わせたり、高齢の患者が多い場合は手すりを付けるといった工夫が必要になるでしょう。

生活スペースが見えないようにする工夫は、患者への配慮であると同時に、自分のセキュリティにもつながります。自分の生活の様子を覗き見られる「隙」を見せないように心がけましょう。開業後は自宅に現金を置いたり、患者の個人情報を含む資料も増えますので、生活スペースと患者の動線をできるだけ切り離すのは重要です。

自宅を改装する際には、まず保健所に出向いて開業に関する各種条件を満たしているか相談します。また、業者に改装を頼む場合は、周囲への気配りも重要です。住宅地は基本的には静かですので、工事の音が騒音となり、トラブルに発展することがあります。改装時のゴミが出たり、業者の車などが狭い道を占有してしまうこともあります。そのような可能性も考えて、隣家や上下の部屋、建物の管理会社などにあらかじめ工事日程を伝えておくようにしましょう。

DIY のメリット・デメリット

メリット

- 費用が格段に抑えられる
- 治療院自体に愛着がわく
- 自分の考えを直接反映できる
- 患者との話題ができる
- 唯一無二の空間を作ることができる

デメリット

- 自分でデザイン、設計するため手間と時間がかかる
- 大がかりな工事は難しく、できる範囲が限られる
- 業者に依頼する場合より日数がかかる場合がある
- 上手くやらないとアットホーム感が出すぎてしまう

まずはトイレの DIY に挑戦

自宅開業などで、コストを抑えるために DIY で内装を変えようと考えている場合、まずはトイレの DIY に挑戦してみましょう。

トイレは身だしなみを整える空間でもありますが、1 人になって緊張がほぐれる場でもあります。女性目線でトイレを改装したところ、患者がよくトイレを使用するようになったという声も。そのため、壁などの色や小物使いも重要なポイントといえます。リラックスしやすいのはどんな色か、その色は全体のコンセプトカラーと合っているか、どんな照明をつけるのがよいか、鏡やトイレットペーパーのホルダーなどはどんなものを選ぶかなど、細かな点にも目を向けて快適な空間を作りましょう。

どんな業種でもトイレは非常に大切です。自身の治療院らしさをふんだんに取り込んだ清潔なトイレ空間づくりを心がけてください。

Part.3 10

必要な機器・備品を揃える

高価なもの大きなものは十分検討してから購入

内装工事が終わりに近づいたら、最後に備品を揃えます。治療院の場合は比較的少ない備品で開業できます。

必要な備品は、鍼やもぐさ・その他治療に使う消耗品のほかに、ベッド、治療の際に座るスツール、タオル、スリッパ、患者着、治療ワゴンなどです。

開業時は気分が高揚して、いろいろなものを揃えたくなるものです。しかし、そのせいで無駄な出費になったり、ものが増えて治療院内が狭くなることもあります。まずは必要最低限のものを揃えて、開業してから様子を見ながら、あった方がよいもの、あったら便利なものなどを買い足していくようにしましょう。何も置いていないときの治療院は広く見えますが、ベッドや棚などを置いておくと意外に手狭になります。特にサイズが大きなものはスペースを取り、動線の邪魔になることもありますので注意が必要です。

また、マンションなどで開業する場合は大きな設備が室内に搬入できるか確認しましょう。例えばベッドがエレベーターに乗らない、廊下や階段の踊り場が狭くて、角を曲がりきれないという場合があるかもしれません。そのような場合は搬入に余計なコストがかかります。備品はよくサイズを確認してから選びましょう。

インテリア類は治療院のコンセプトに沿って揃えるようにしましょう。内装、インテリア、メニューなどは、それぞれが合わさって治療院の印象が決まっていくからです。

サイズが大きな備品や価格が高いものは、購入する前にレンタルやリースを検討してみることもできるでしょう。開業時には高価な備品が必要だと思っていても、実際に開業してみたらニーズがないこともあります。もっと小型なもの、安価なものでこと足りることもあります。一度リースをしてお試しすれば、そのような失敗を防ぐことができます。

治療に使う医療機器などは、保証期間を確認しましょう。最近はインターネットで安く買える機器もありますが、安さ重視で保証が手薄いと、壊れたときに困ります。機器が直せないために患者を逃してしまったり、修理費のせいで総額が高くついてしまうこともあるかもしれません。医療機器やベッドなど大型で高額なものは、導入前に周りの治療家に評判を聞いてみるのも1つの手です。

ちなみに、備品はすべて治療院経営の経費になりますので、購入時に必ず領収書をもらい、大切に保管しておきます（領収書は原則再発行されません）。月々どれくらいの備品代がかかるのか把握するために、購入した備品はどんなに少額でもこまめに帳簿に記載しましょう。

【主な必要備品の価格例】

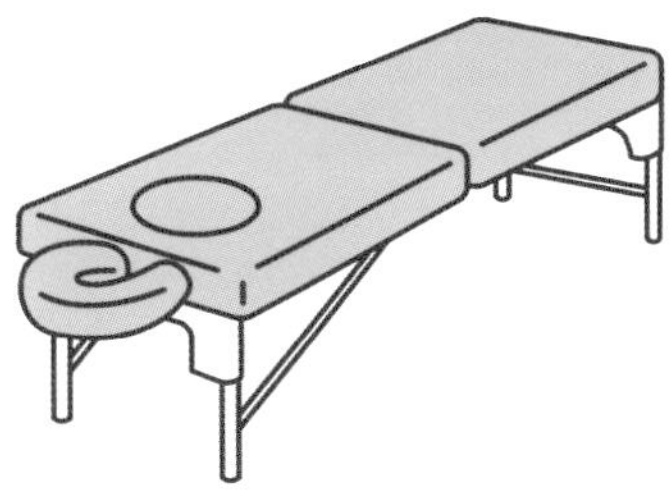

ベッド

30,000~50,000円

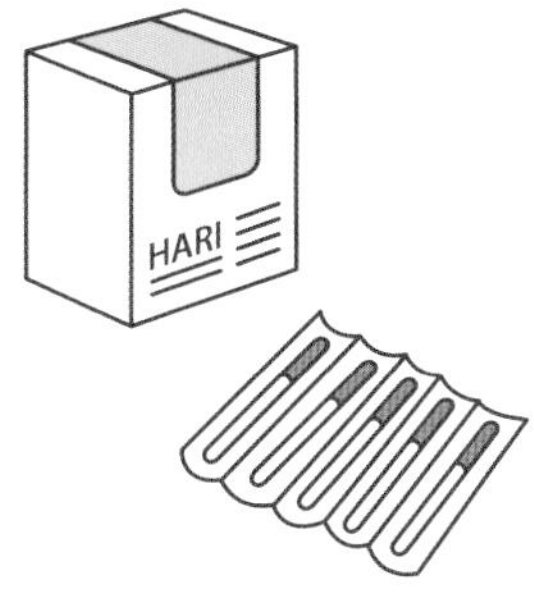

鍼

800~1,800円

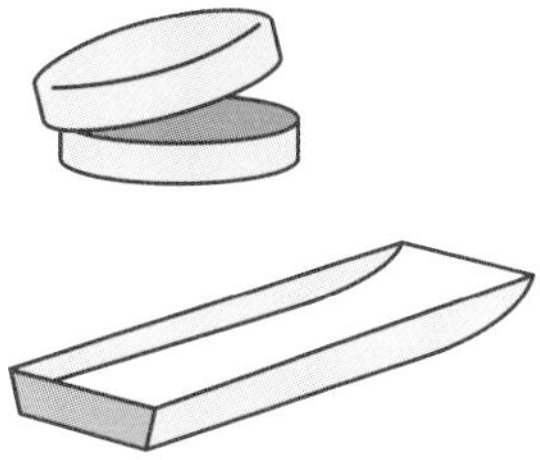

シャーレ

850~1,000円

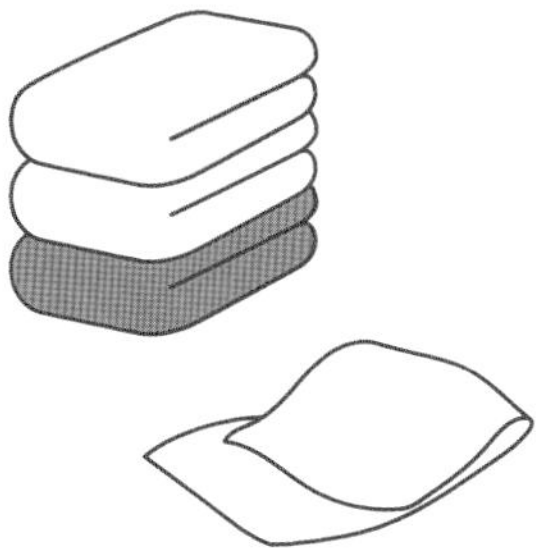

タオル

1,500~3,000円

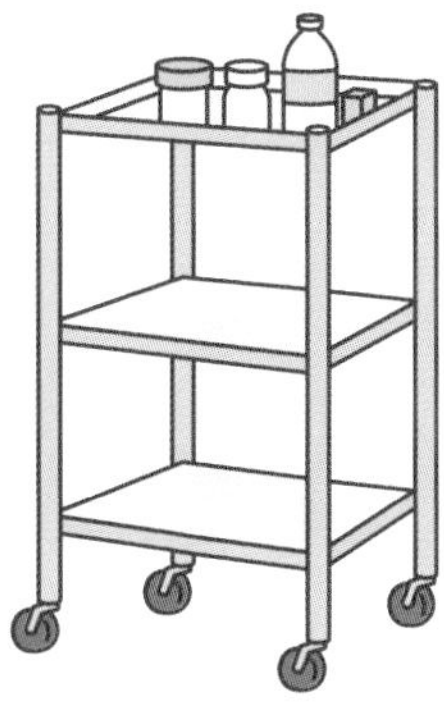

治療ワゴン

8,000~20,000円

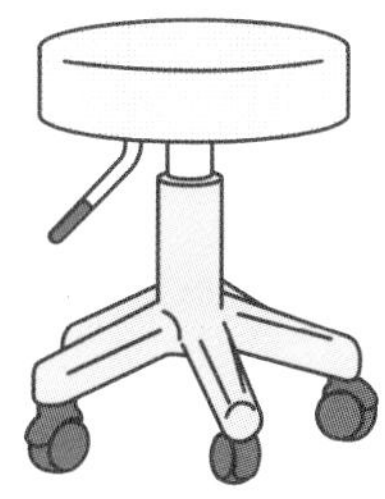

スツール

10,000~12,000円

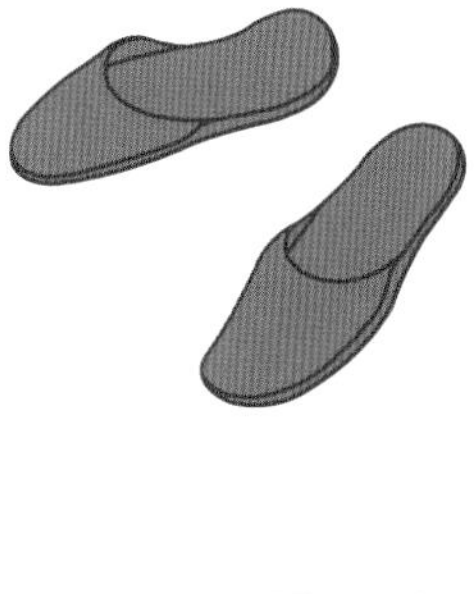

スリッパ

2,000~4,000円

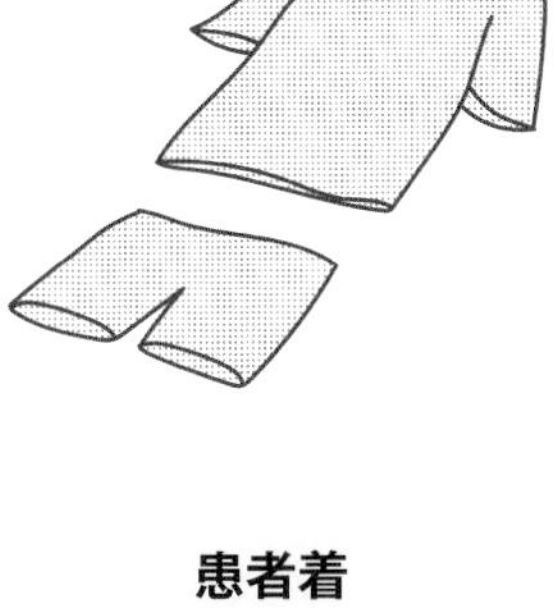

患者着

5,000円

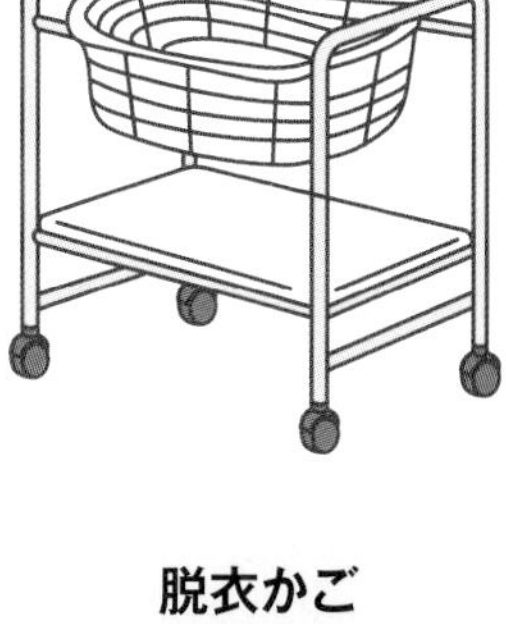

脱衣かご

1,000~1,800円

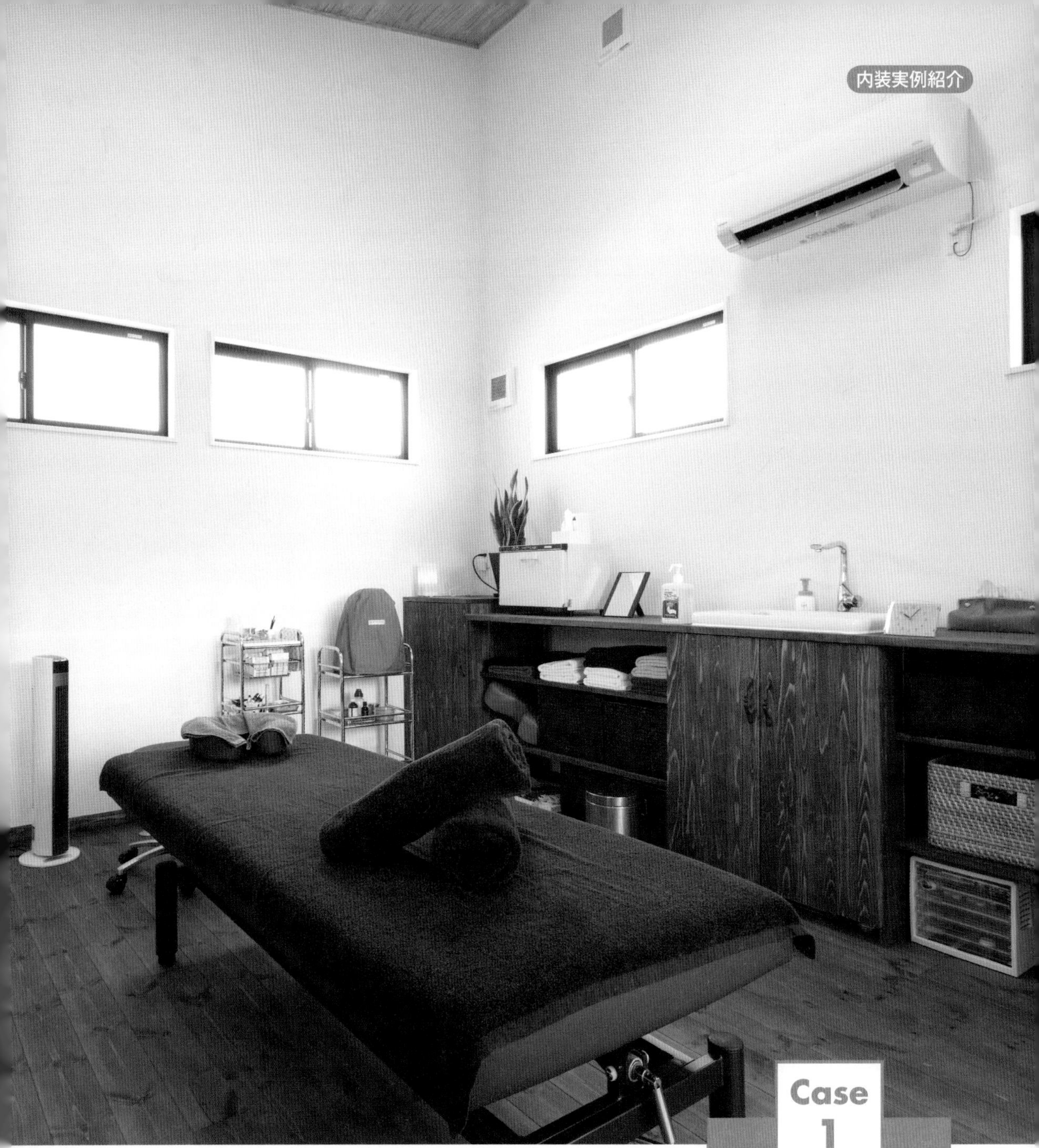

Case 1

はりきゅう処
群青

スタイリッシュで個性的な外観と天然素材にこだわったカフェ風鍼灸院です。

はりきゅう処 群青
岡山県倉敷市児島田の口7−6−12

岡山県倉敷市の国道430号線沿いにある、青い外壁が目を引く「はりきゅう処　群青」。一歩中に入ると、天然の木の香りが漂ってきます。落ち着いた雰囲気は鍼灸院というよりも、まるでカフェのよう。

「内装では、ムクノキなど天然の木材だけを用いています。塗料も化学物質は使わずに、アマニ油など植物性のオイルを使うなど、鍼灸院を建てるうえで素材にはこだわりました。鍼灸院はどうしても敷居が高いので、ふらっと入ってゆっくりできるような、自然のものに囲まれた空間にしたかったんです」

そう話す院長の佐藤和子さん

は会社員を辞めたのちに鍼灸学校に通い、卒業後は2年半の間、訪問鍼灸を行ってから、開業に踏み切りました。コンセプトは「立ち寄りやすい鍼灸院」。その背景には、自身が会社帰りに治療院に行きたくても行けなかった経験があるといいます。

「会社帰りに行こうと思っても、閉まっている治療院が多かったので、自分が開業するにあたっては営業時間を22時までにして、土日も治療院を開けることにしました。週末の営業を浸透させるのに1年くらいはかかりましたが、今では土日から予約が埋まります」

治療費は1回3000～4000円。「自分が患者さんだったら払いたくない」ことから、初診料をなしにしているというから、とことん患者目線を貫いています。

また、「鍼灸院特有の入りづらさを払拭した」というこだわりは、治療院内の内装・インテ

▼天井から吊るされたシャンデリアが温かな光を降り注ぐ

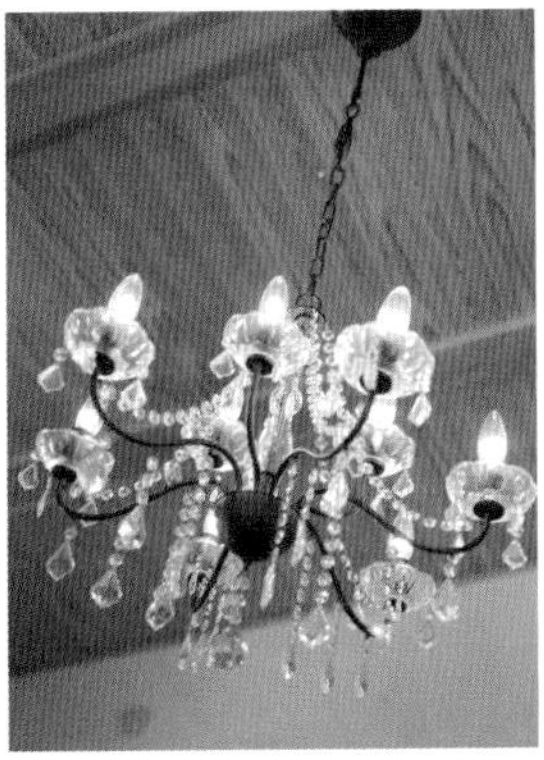

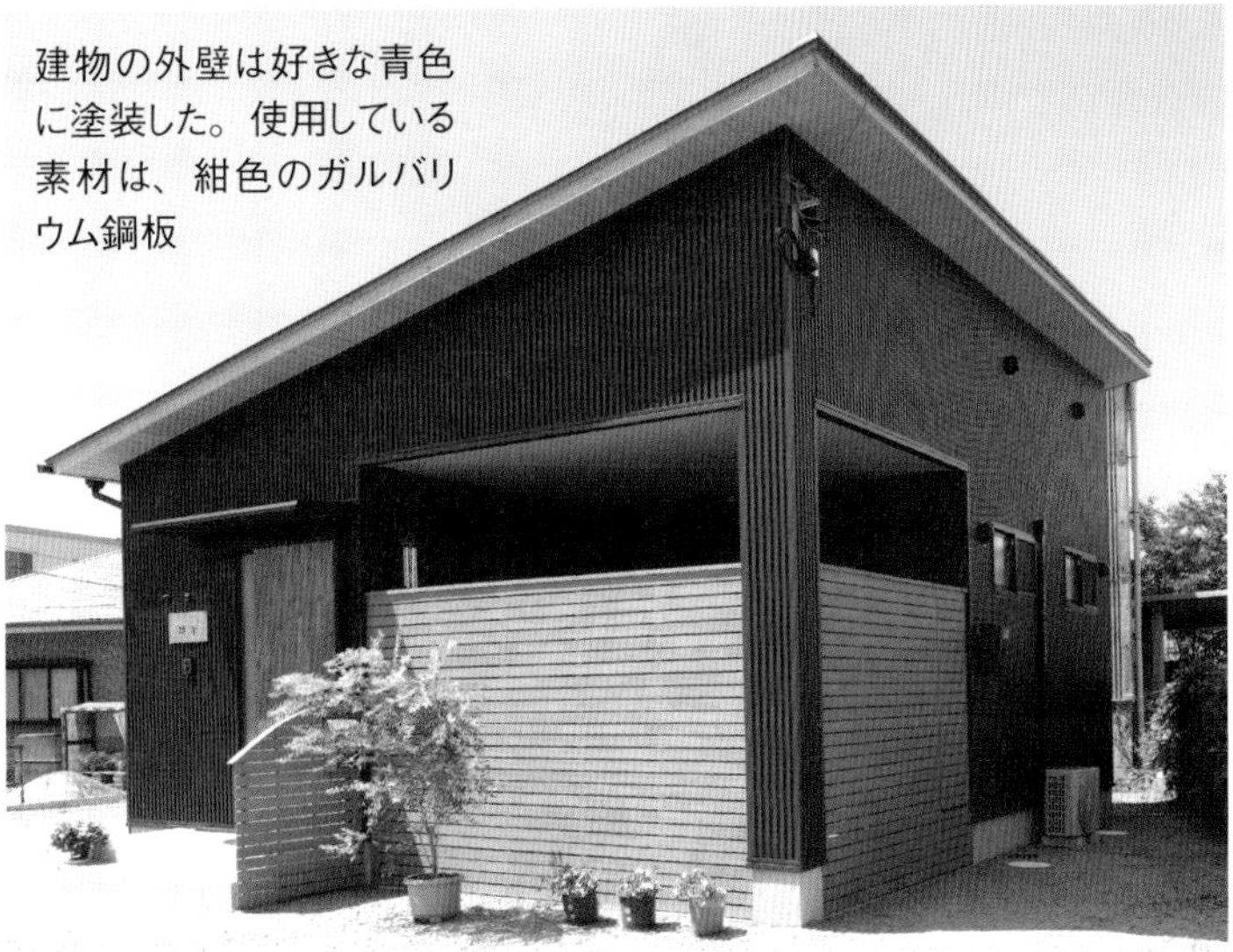

建物の外壁は好きな青色に塗装した。使用している素材は、紺色のガルバリウム鋼板

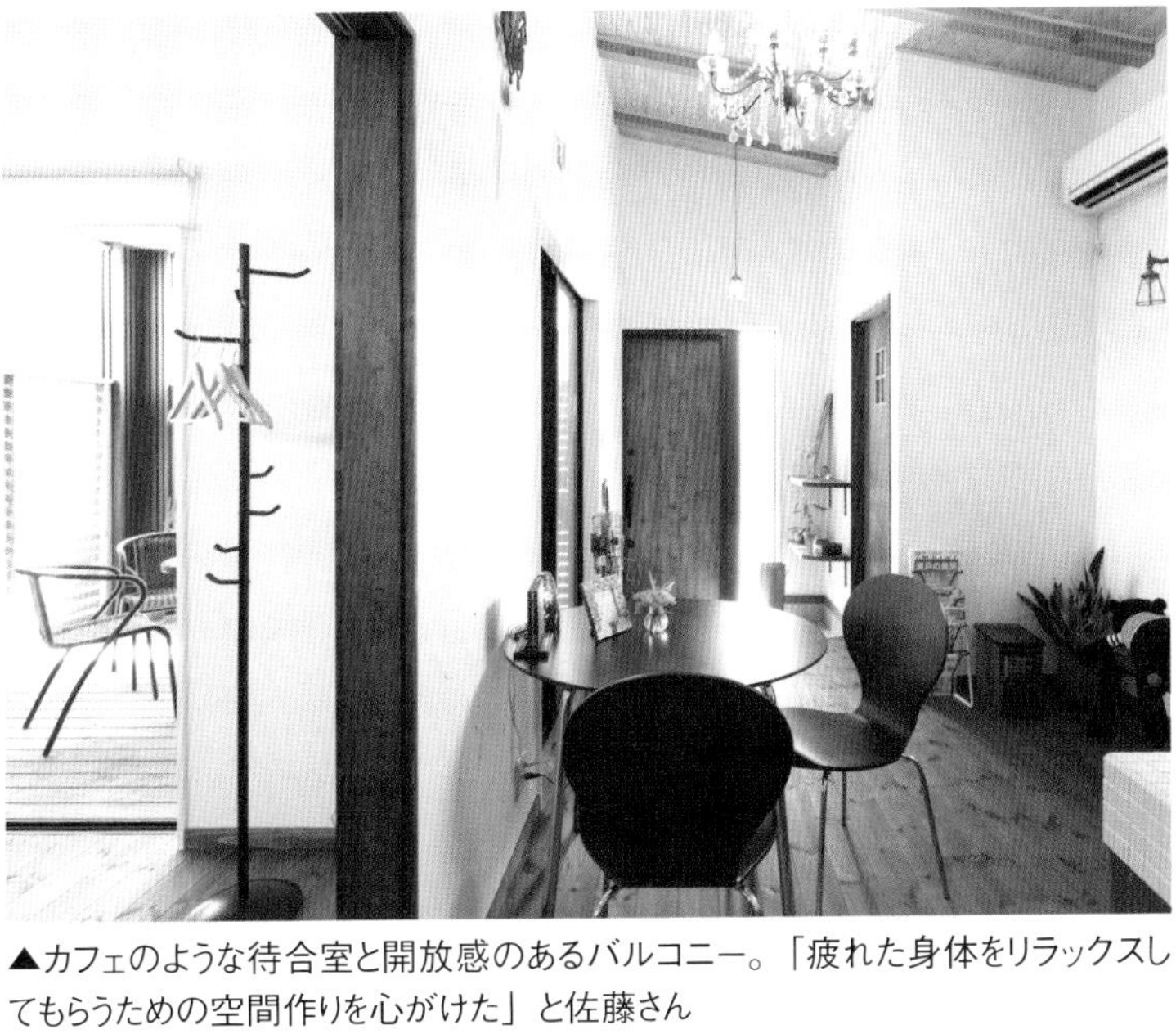

▲カフェのような待合室と開放感のあるバルコニー。「疲れた身体をリラックスしてもらうための空間作りを心がけた」と佐藤さん

▼玄関から一歩入ると天然の木の香りが。塗料にも化学物質は使っておらず、天然素材にこだわっているという

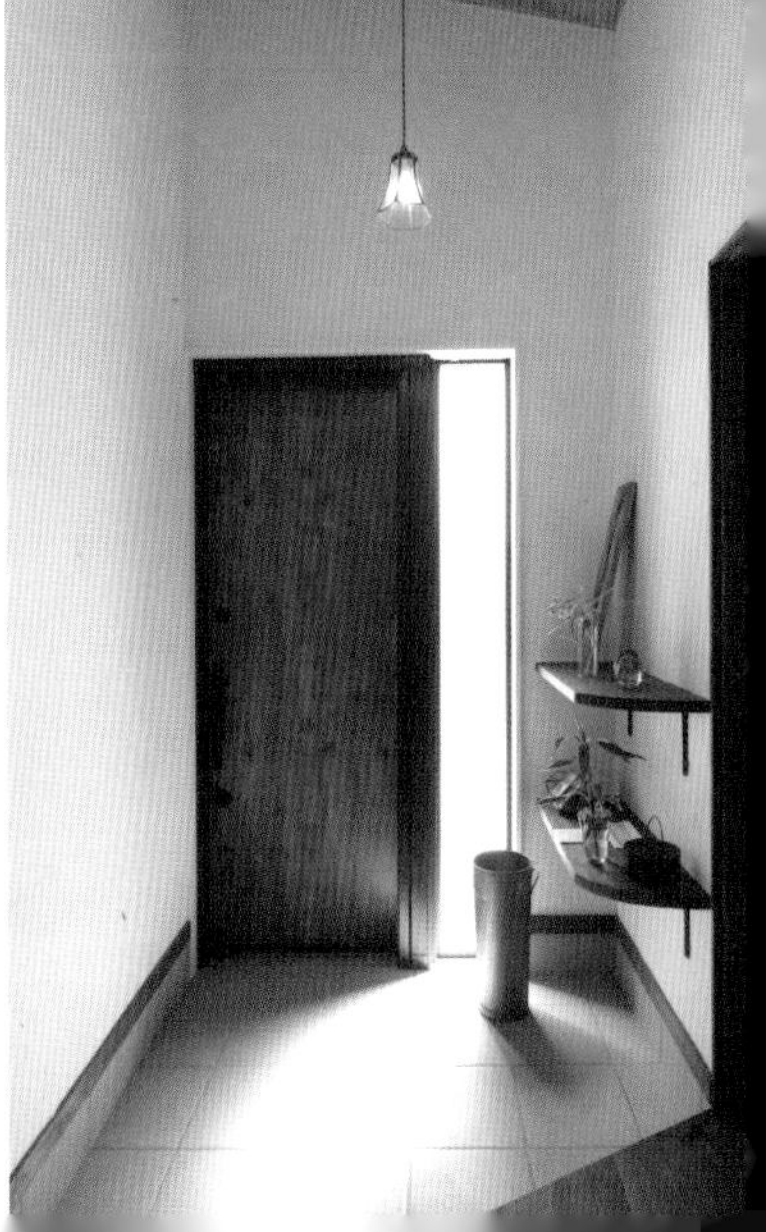

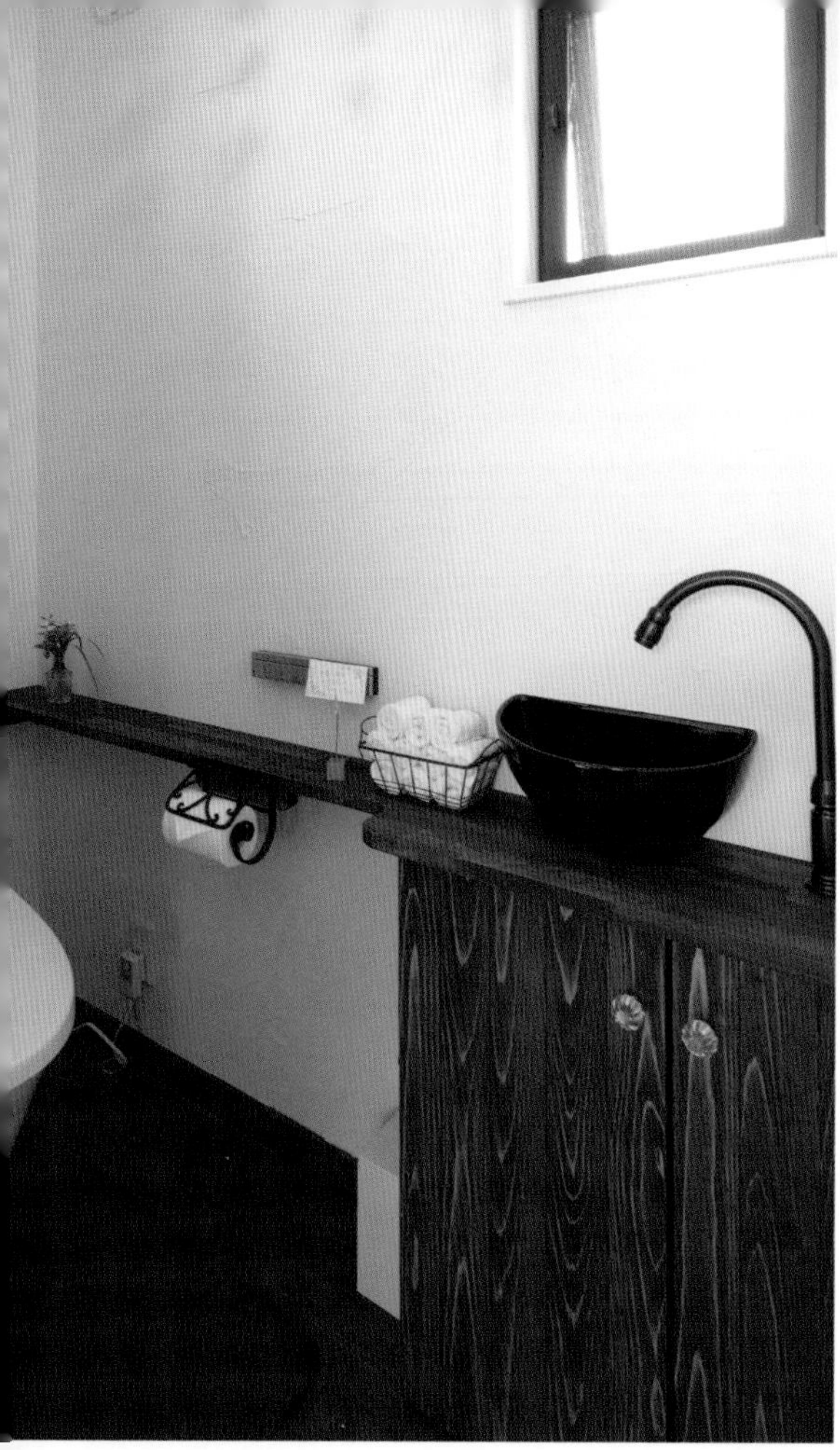

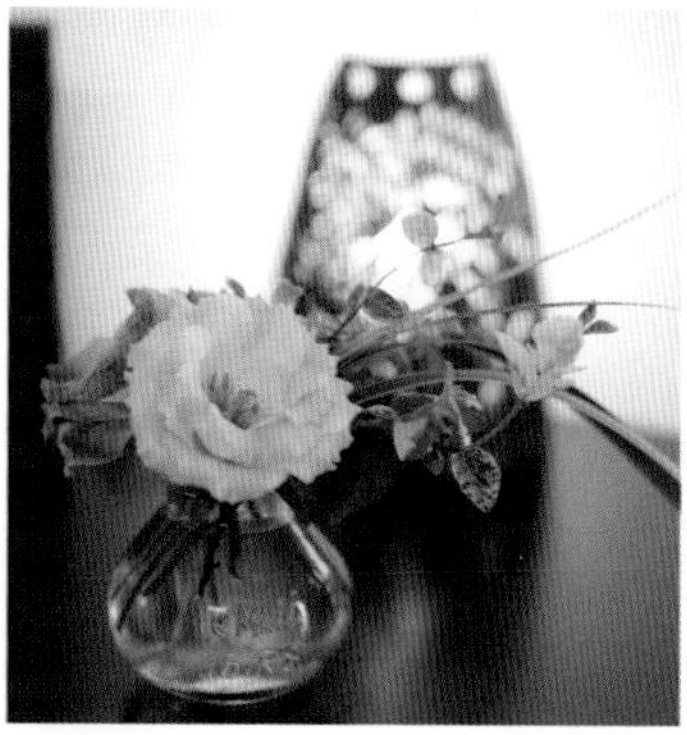

▶ちょっとした場所に小さな生花があるだけでも、院内の雰囲気は変わる。佐藤さんは20年以上の生け花歴を持つ

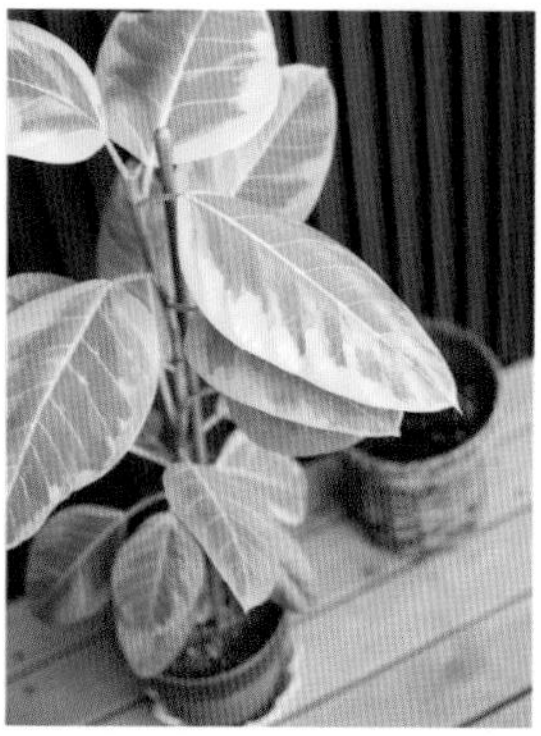

◀観葉植物もいたるところに置かれている

リアに、形となって随所に現れています。例えば、院内のあちこちには花が生けられており、完全個室の治療室で鍼治療を受けたあとには、外のバルコニーテラスで、治療後の余韻にひたることができます。来院する患者の8割が女性で、院長と同世代の40代が多いそう。

「当初は駅前のテナント物件を探していましたが、駐車場が遠くなるなどの要因から、すでに所有していた土地に建物を建てて開業することにしました。検討していたテナント物件のなかには、契約直前まで話が進んだものもありましたが、すでに入居済み治療院からクレームが入って、入居できないということが数回ありました」（佐藤さん）

内装工事業者については、当初、知人の紹介で内装のデザイナーを紹介してもらいました。しかし、あまり要望を取りいれてもらえずに、途中で変更。「複数の会社に見積もりをとったうえで、実際に会って自分と合う人を選ぶのが一番だと思います」と佐藤さんは話します。

施工期間は8カ月で、建築・内装工事合わせて費用は約965万円（内訳資料参照）。印象的な外壁には、紺色のガルバリウム鋼板が使われており、治療院名の「群青」を著しています。また、壁にはフェザーフィールという西洋漆喰を使用。床は、無垢のパイン材にウッドコートを塗り、いずれも自然素材にこだわっています。西洋漆喰の壁は、佐藤さん自身も塗るのを手伝ったとか。

「自分で塗ると、人件費も節約できますし、なにより治療院に愛着が沸きます。西洋漆喰ならば、塗りムラも風合いになるので、初心者でもおススメですよ」

こだわりの空間は、多忙な日々を忘れる隠れ家として、地元でこれからも愛されていくでしょう。

工事費用
内訳明細

仮設工事	220,346
基礎工事	877,085
木工事	1,553,927
建材工事	785,001
屋根工事	424,488
外装工事	753,399
防水工事	57,064
板金工事	114,144
石・タイル	95,420
内装工事	261,295
金属製建具	577,710
木製建具工事	220,000
塗装工事	125,192
雑工事	281,564
住宅設備工事	870,500
電気工事	354,960
給排水設備工事	622,800
敷地内下水枡設置接続工事	215,000
側溝工事及び追加工事	180,710
照明器具	148,260
諸経費	450,000
消費税	459,443
合計	**9,648,308**

（円）

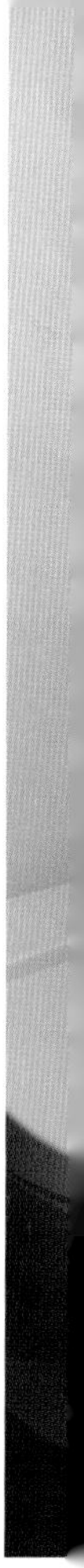

▶「実は内装で一番こだわっているのが、トイレなんです」と佐藤さん。治療院の世界観を壊さないように工夫したという

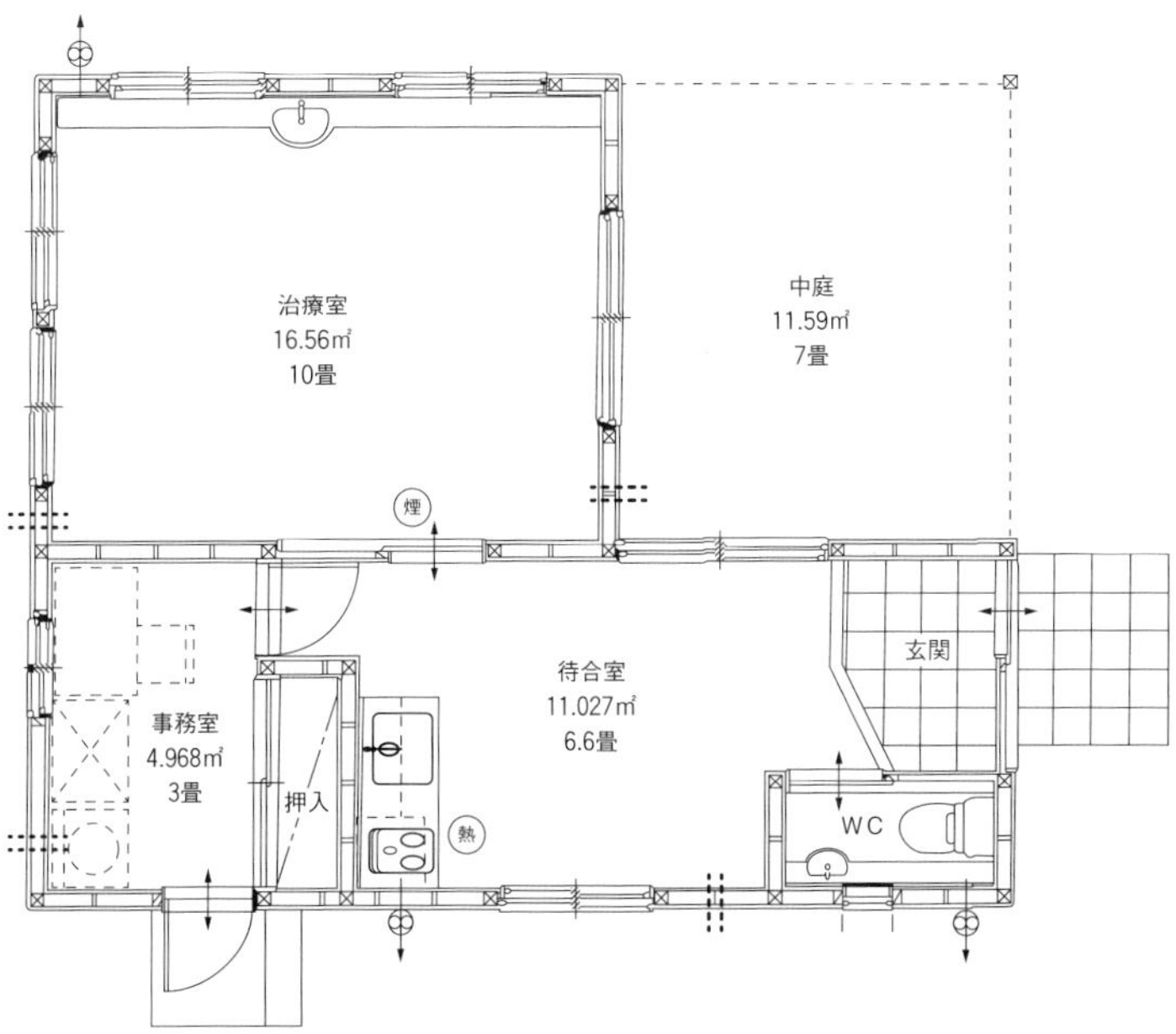

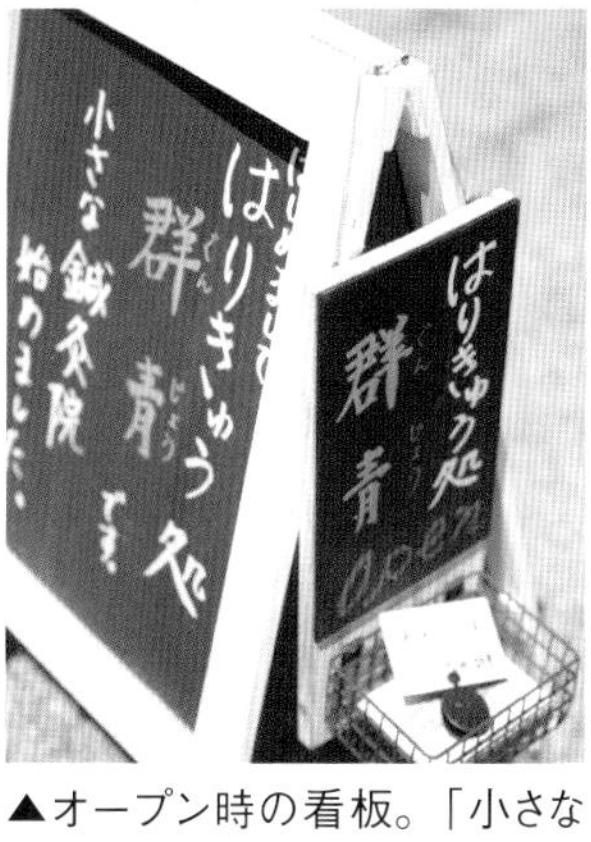

▲オープン時の看板。「小さな鍼灸院、始めました」のコピーに親近感が湧く

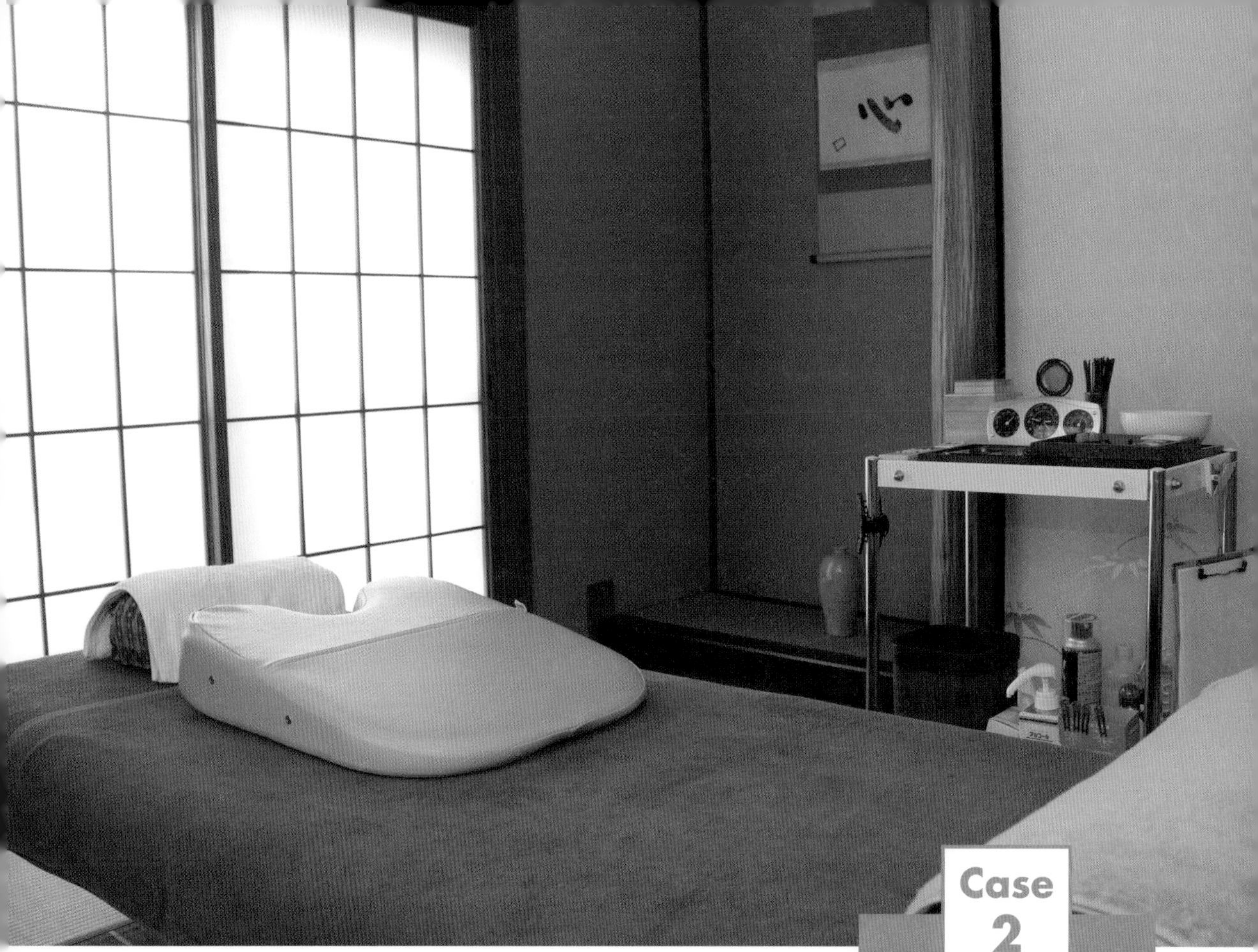

Case 2

鍼屋岩田

鍼屋岩田は岩田源太郎さんと岩田典子さんが数々の工夫を凝らして自宅開業をしている治療院です。

鍼屋岩田
兵庫県宝塚市仁川北3丁目12－49

兵庫県宝塚市の閑静な住宅街を歩いていると、玄関先に時計の置かれた一軒家があります。ここは、岩田源太郎さんと岩田典子さんが夫婦で自宅開業する鍼灸院です。

「大家さんからの条件で、大きな看板や電飾、幟り旗などの派手な外装は禁止されています。ただ、そのままだと何の目印もないので、時計を置いてみたのです」

玄関先の時計は苦肉の策だと語る源太郎さん。電車に乗っていたとき、窓から店頭に時計を置いているバイク屋さんを見かけました。「車窓からでも目を引くぐらいだから、これは目立つかもしれない」ということで取り入れたそう。ギラギラした電飾や看板よりも、何ともいい雰囲気が出ています。

源太郎さんが鍼屋岩田を開業したのは、2010年。典子さんとの結婚や、これまでの勤務経験、先輩たちからの治療や経営についてのアドバイスを受けて開業に踏み切りました。

「初めから自宅開業することを前提に、自宅兼治療院にふさわしい賃貸物件に引っ越すことから準備を進めていました。物件は図面だけでしたら200軒以上は見ましたね。こだわった点はやはり動線です。図面を見ていただくと分かりますが、玄関から治療室までほぼ直線になっています。患者さんが来院してすぐ治療を受け、終わればすぐに帰れるよう、動きやすさを重視しました」

自宅開業にこだわったのは、ランニングコストの安さだという源太郎さん。特に駆け出しの頃は、ランニングコストを安く抑えれば抑えるほど、それだけ治療院を安定して、存続させられる期間が長くなります。必要なものをいかに削らずに、安く開業費を上げるかが重要だと語ります。開業費用は物件の契約費が約60万円（家賃2カ月分・敷金）、ベッド1床が約15万円、鍼などの治療道具と什器類を合わせて約5～6万円、およそ75～80万円程度だそう。内装工事などは行っていません。

「コンセプトは隠れ家的な治療院で、完全予約制にしました。治療院を開けっ放しだと、ずっと気を張っていなければなりません。これは結構、精神的な負担となります」

　自宅開業だからこそ仕事と私生活をしっかり線引きし、一人ひとりの患者を丁寧に治療したいという意志のもと、こじんまりとしながらも、地域に根ざし、地に足のついた経営を心がけているそうです。しかし、こうし

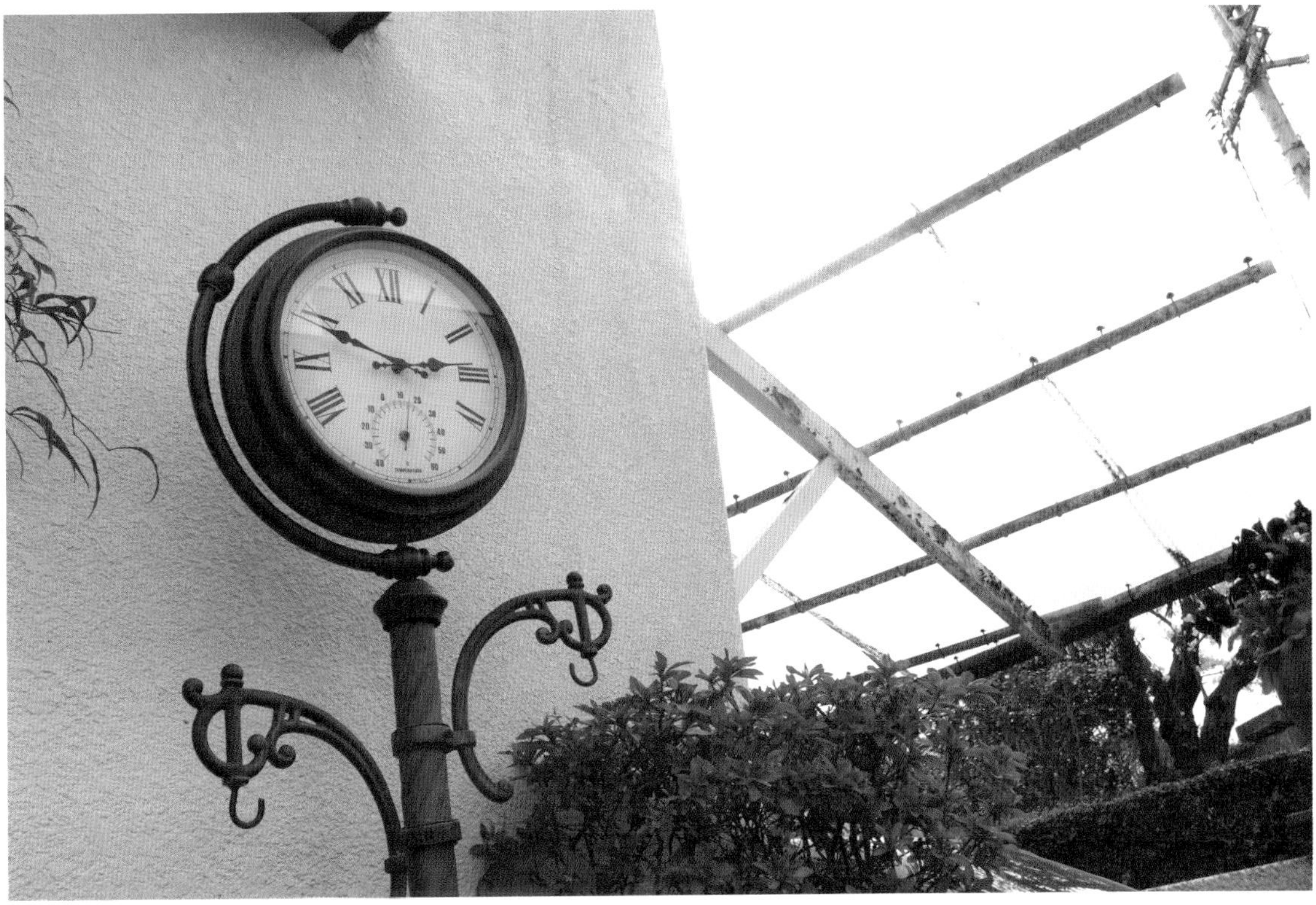

玄関先に置かれた、アンティーク調のガーデンクロックは静かなたたずまいだが、道行く人の目を引く

た経営方針が確立するまでは、それなりの期間を要したと源太郎氏は振り返ります。

「患者さんがコンスタントに来るようになったのは、開業してから3年ぐらいです。これといったきっかけはないのですが、私たち自身が落ち着いたということがあるように思います」

　最初の3年間は、試行錯誤の連続だったそうです。本を読んだり、いろいろな人の意見を参考にしたりするものの、そのまま取り入れても自分の院のコンセプトにそぐわなかったりすることも少なくありません。逆にだんだんと最初に立てたコンセプトから変わっていく部分もありました。自分たちがやりたいことと、アイデアやアドバイスがうまい具合に融合していくのに3年くらいの期間がかかるのではないかと源太郎さんは分析します。典子さんは3年という期間について、次のように考えているそうです。

「3年ぐらい経つと、自分たちが開業していることに慣れてきました。開業当初は自分に余裕がない状態で、患者さんのことをじっくり診る余裕が持てず、『何か取りこぼしがないか』とか『何か言い忘れたことがないか』とか、そんなことばかり考えていました」

開業当初は焦りや不安がつきものですが、それは患者に自然と伝わり、ひいては集患を遠ざけることになるのかもしれません。なかなか難しいかもしれないですが、開業したら気持ちをおおらかに持ったほうがよさそうです。

開業後も試行錯誤しながら、3年なりある程度まとまった期間を地道に過ごして、だんだんと地に足をつけていく。こうした姿勢が、患者に愛され、地域で存続する治療院になるコツなのではないでしょうか。

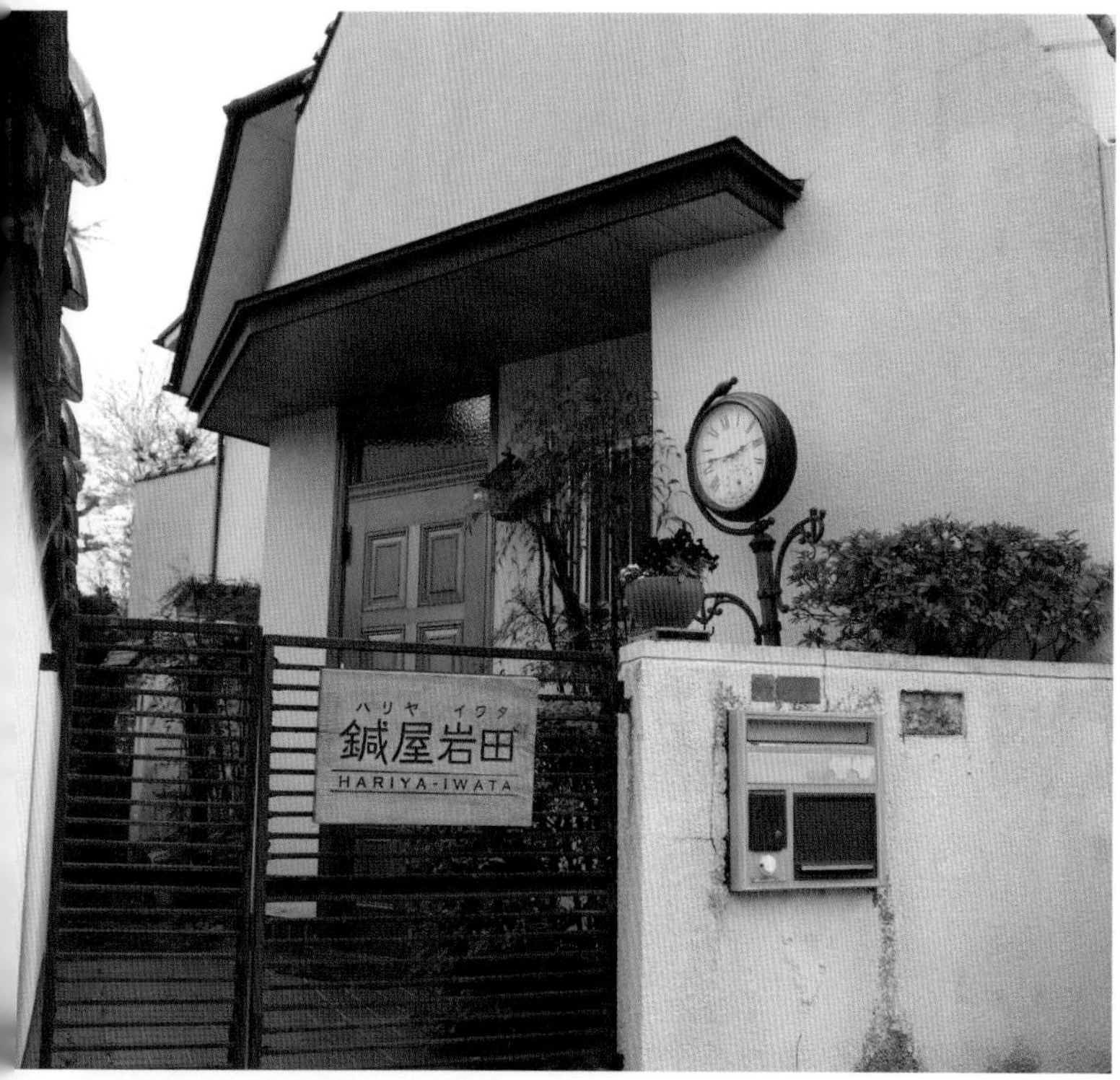

▲鍼屋岩田の外観。派手な装飾ができないことで、かえって「隠れ家鍼灸院」としてのイメージにはまる

▼リビング兼待合室。完全予約制なので待合室が頻繁に使われることはないが、ジャズが流れ、家カフェのような雰囲気

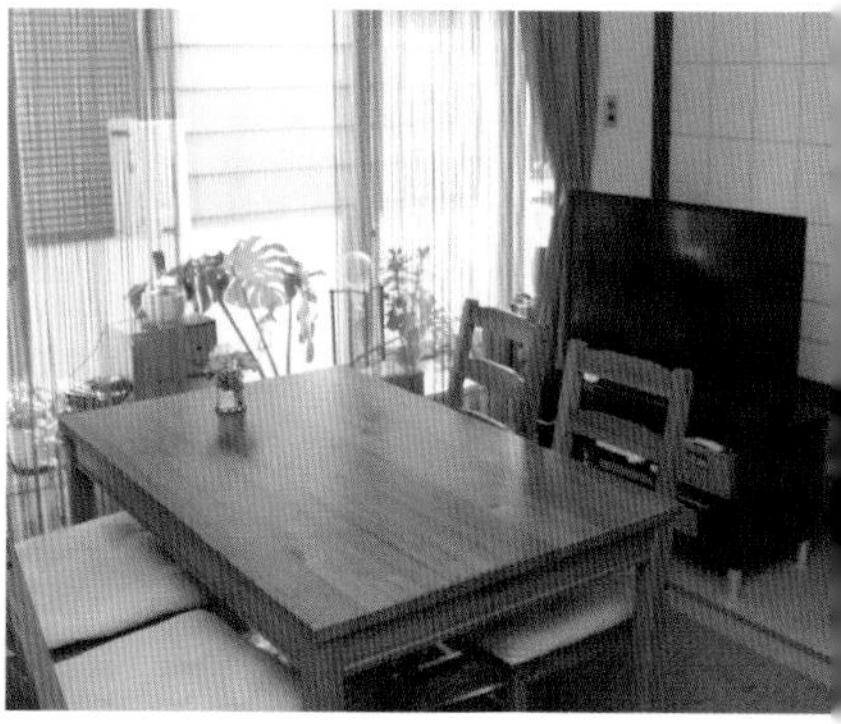

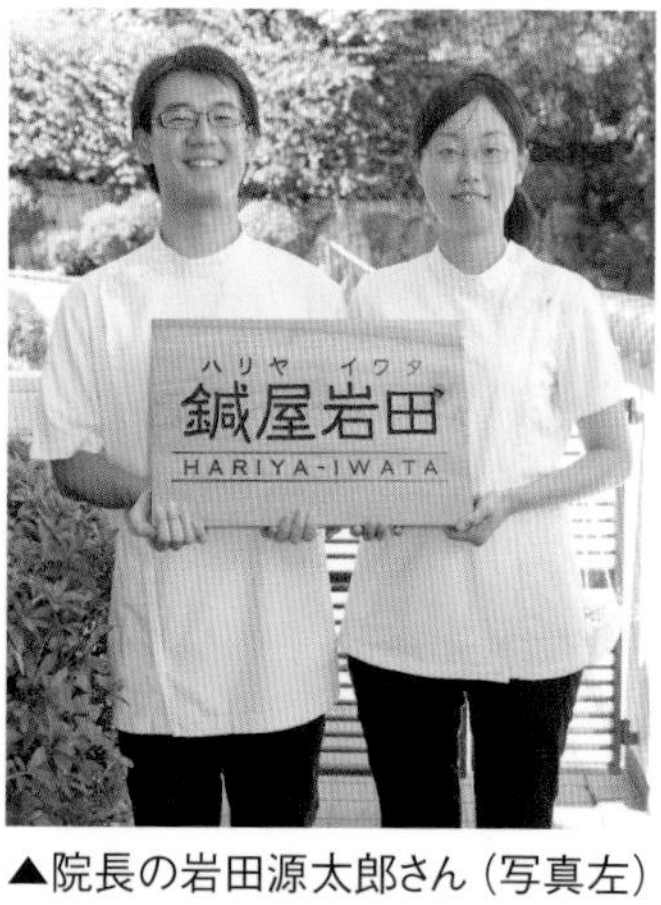

▲院長の岩田源太郎さん（写真左）と副院長の典子さん

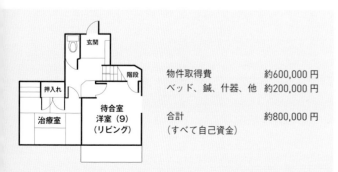

物件取得費	約600,000円
ベッド、鍼、什器、他	約200,000円
合計	約800,000円
（すべて自己資金）	

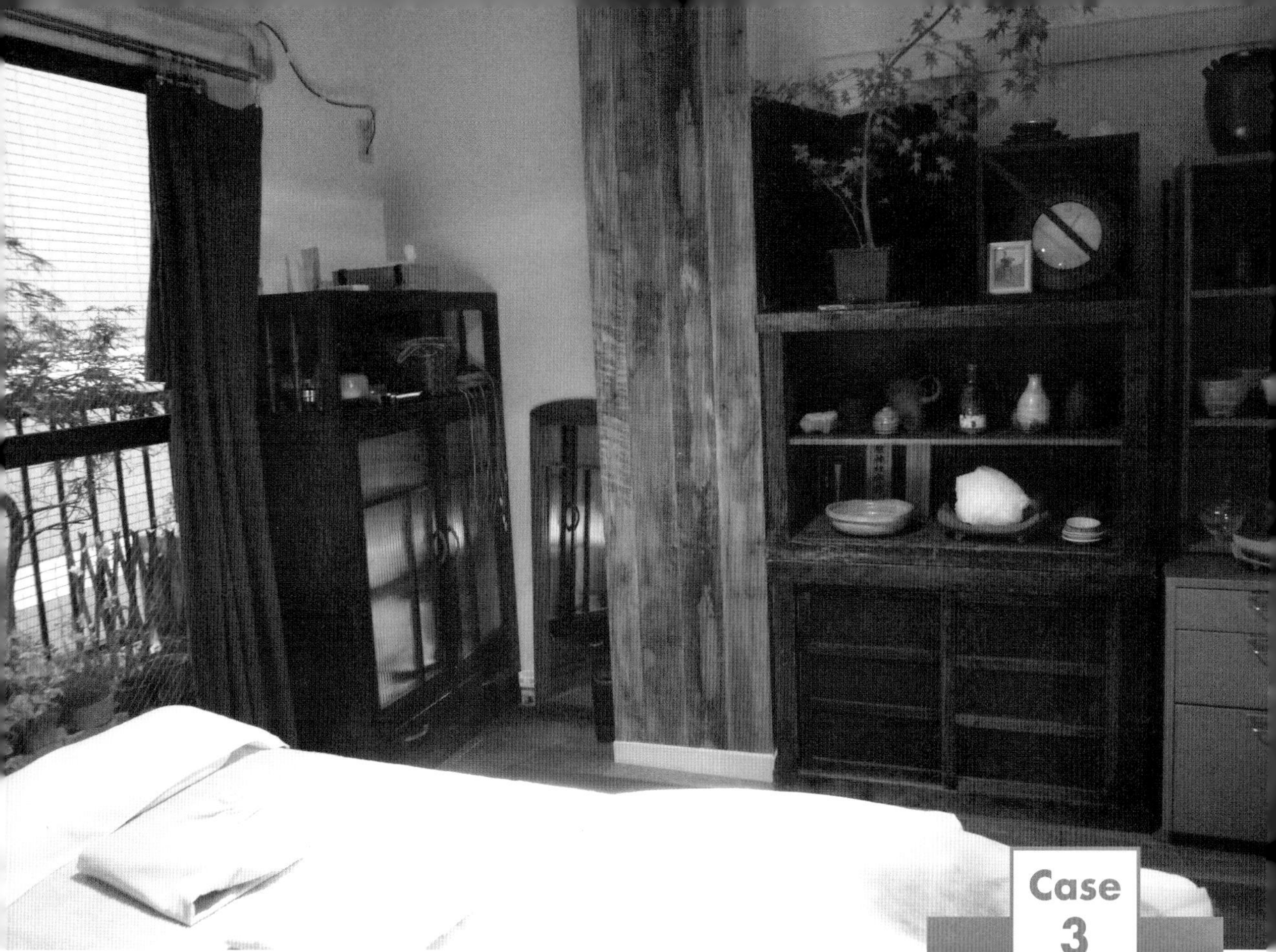

Case 3

治療院アジアート

治療院アジアートは鍼灸あん摩マッサージ師の尾名高典子さんが開業した、女性専用の治療院です。

治療院アジアート
港区麻布十番2-4-5
西脇ビル4階

「費用をかけずに思い通りの内装を実現できたらなあ」

そう考えている治療家は、少なくないのではないでしょうか。その方法のひとつは、自分でつくってしまうこと、つまり、DIY（ドゥー・イット・ユアセルフ）です。空間デザインからインテリア設置、壁紙貼り、床張りといった内装のほとんどを、女性一人でこなしてしまった治療院が、東京の麻布十番にあります。

1フロア1住戸タイプのマンションのエレベーターで4階にあがり、玄関のドアを開けると、まるで旅館のエントランスのような景色に目を奪われます。

玉砂利が敷き詰められた床。靴脱ぎ場となる飛び石。廊下スペースへと続く木板。患者を最初に迎える、品よく佇む草花の鉢。これらのすべてが、落ち着いたトーンの照明下で、うまく調和しています。

「この物件は住居用なので、玄関がそんなに広くなかったんです。そこで、DIYで工夫しました。もともと玄関だった場所と、部屋へと続く廊下に、玉砂利と木板を敷き詰めて統一感を出し、廊下までがエントランスのように見えるようにしました」

尾名高さんがそう語るように、エントランスはとても広々とした印象です。待合室は、もとはダイニングルームだった場所を活用しています。家具や床、扉などは、やはり木材で統一し、安らぎのある空間を演出。床材はすべて無垢の桐で、電動ノコギリで切った後、柿渋を塗って風合いを出しています。和風の

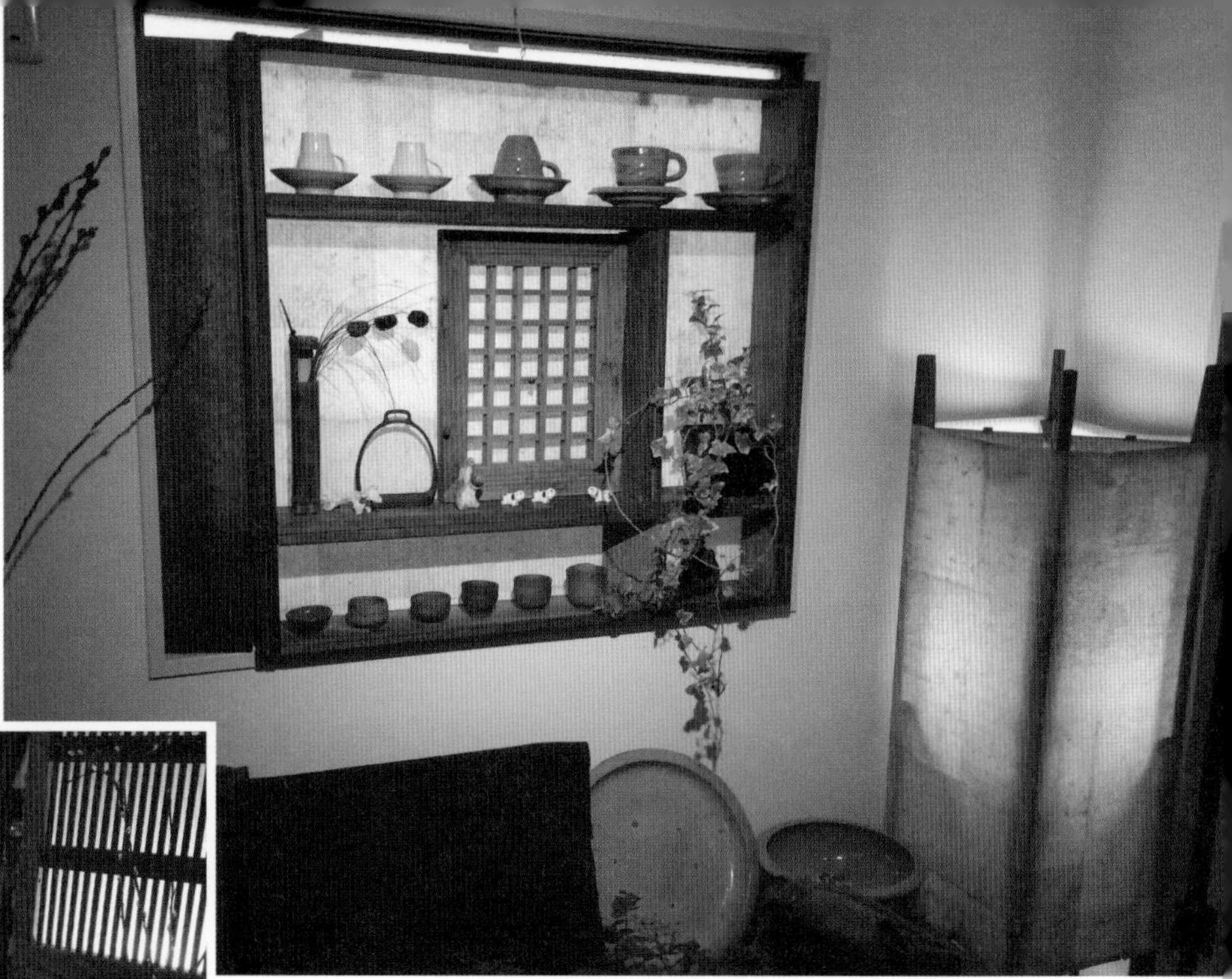

▲待合室の棚や照明は自作。照明のシェード部分には、壁紙の余りを使用している

▼待合室から見た治療室。元々、部屋の壁は打ち放しのコンクリートだったが、木の扉と棚を設置して目隠ししている

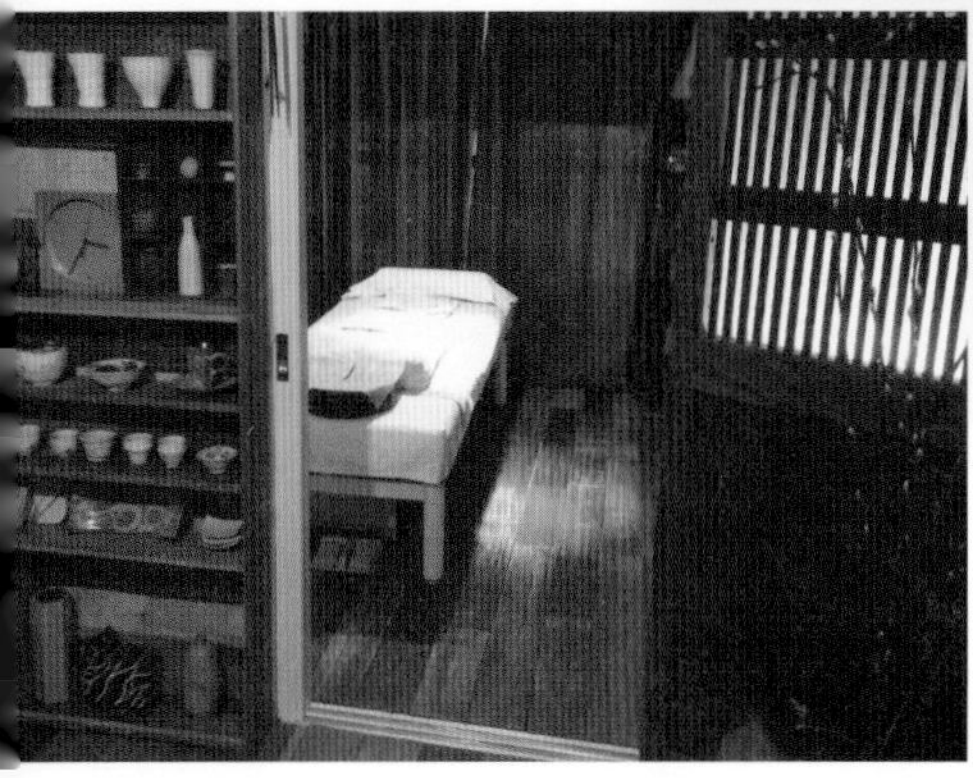

小物を並べた棚も、余った床板で組んだ自作です。

ここまでの内装を一人で手掛けるとなると、さぞ時間がかかったのではないでしょうか。そう尋ねると「2週間くらいで、だいたい終わりましたね」と、意外な答えが返ってきました。

「実は、この場所は、私の治療院にとって3カ所目の物件で、1カ所目、2カ所目も麻布十番で開業していたんです。床材は、1カ所目のときにつくったものを、剥がして持ってきて、再利用しました。壁紙貼りは、友人に手伝ってもらいましたし、全体的に時間も費用もかなり抑えています」

現在の治療院の開業にあてた費用は、およそ190万円。ただし、その多くは不動産関係と引っ越し用で、内装費は60万円程度だといいます。電動ノコギリや床張りといった大工作業は、1カ所目の開業時に、友人から教わったそうです。

「DIYは難しいと思うかもしれませんが、要はやる気の問題で、誰でもできることだと思います。私は楽しみながら作業しました。ただ、物件については、とても慎重に選びましたよ」

麻布十番周辺で、テナント用の路面物件を借りると、家賃が高額になります。そのため尾名高さんは、2階以上で住居用、なおかつ事業を行ってよい物件に絞って探しました。また、マンションの場合、部外者の出入りが生じることを住民が嫌うため、開業できないケースが多く、管理組合の有無も物件選びのポイントにしたといいます。そして何より重視したのは、患者のアクセスだそうです。

「電車を使っていらっしゃる患者さんの場合、駅からの道順がわかりやすいというのは、大事なポイントです。また、駅から地上に出るまで、階段を使わないで済むかどうか、つまりエスカレーターやエレベーターの設置も、できれば確認したほうがよいと思っています」

腰や脚のわるい患者は、当然、階段の昇降はつらいはず。患者が治療院に来るときに、坂道で苦労しないか、階段で転ぶ危険性はないか……。そういった点まで慮ることが、治療家の役目であり、ひいては集患にもつながると、尾名高さんは考えています。徹底的に内装にこだわるのも、安らぎの空間によって治療効果を高めるねらいもあるのでしょう。

「内装にこだわってよかった点は、予想していなかったものもありました。オシャレな治療院ということで、テレビやWEBの取材を何回か受けたことがあります。そのようなメディアの取材が、治療院の宣伝になればと期待しています（笑）」

▼敷き詰められた玉砂利に、丸い飛び石がアクセント

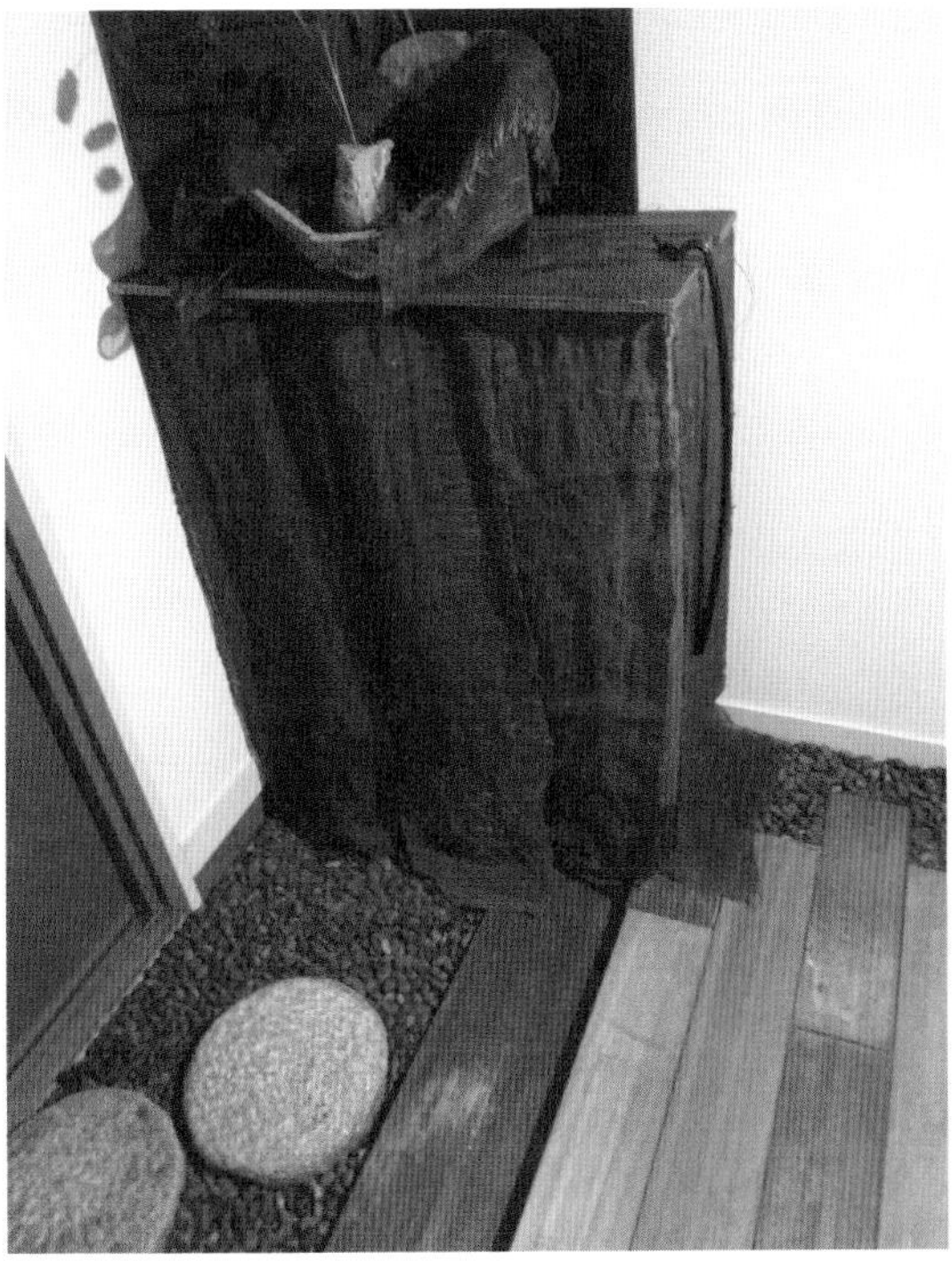

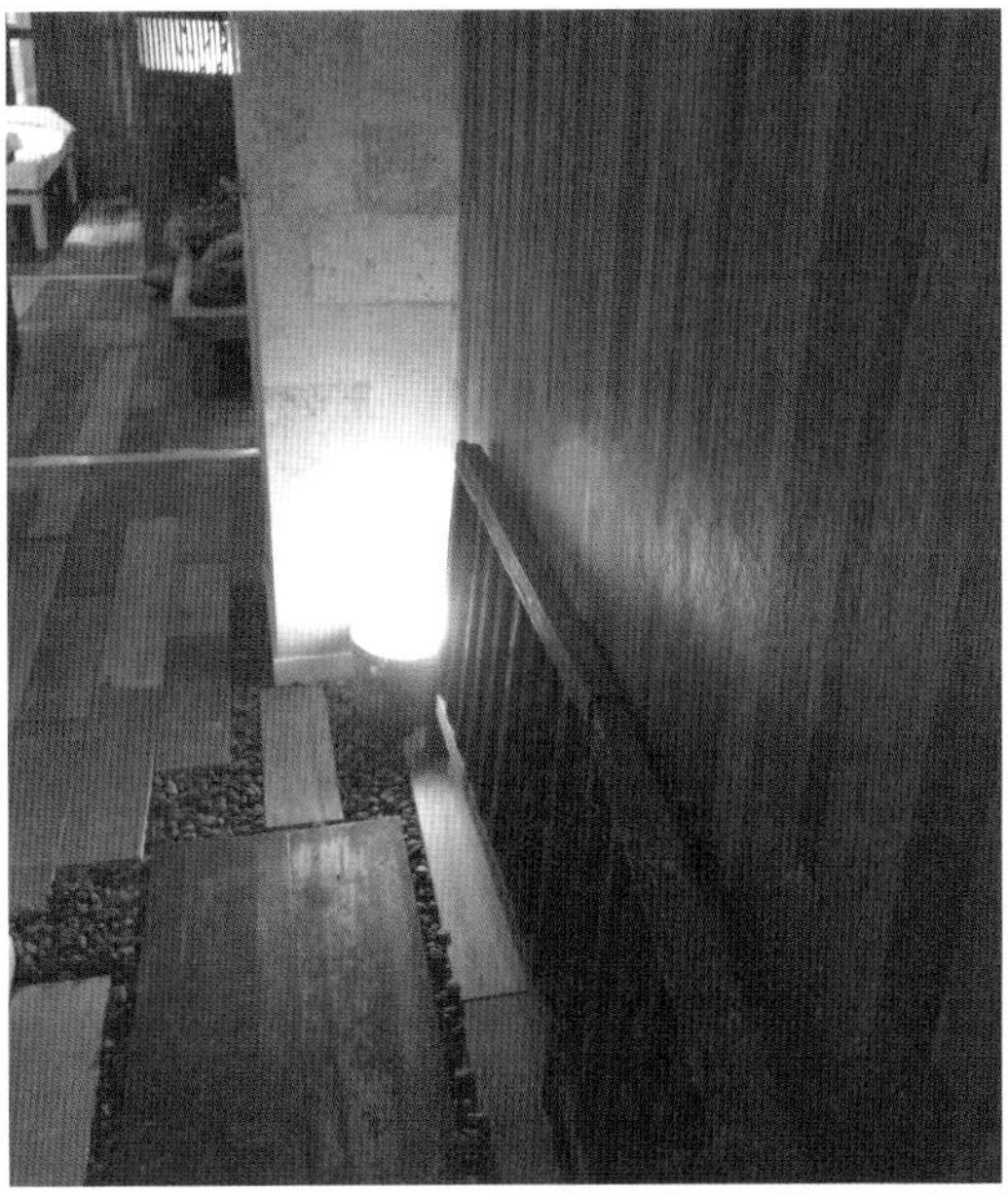

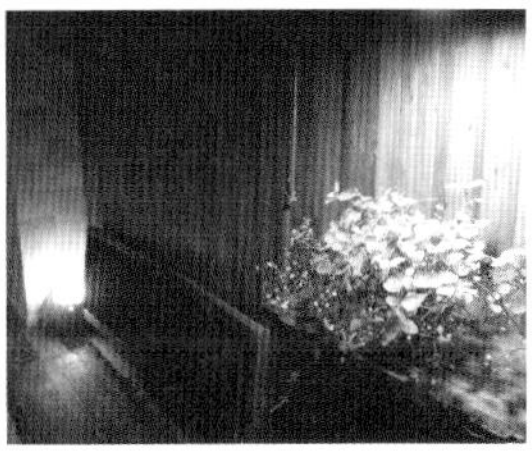

▲▶待合室へと続く廊下。中央の木板(写真上）は、長野県の古い旅館から譲り受けたもの

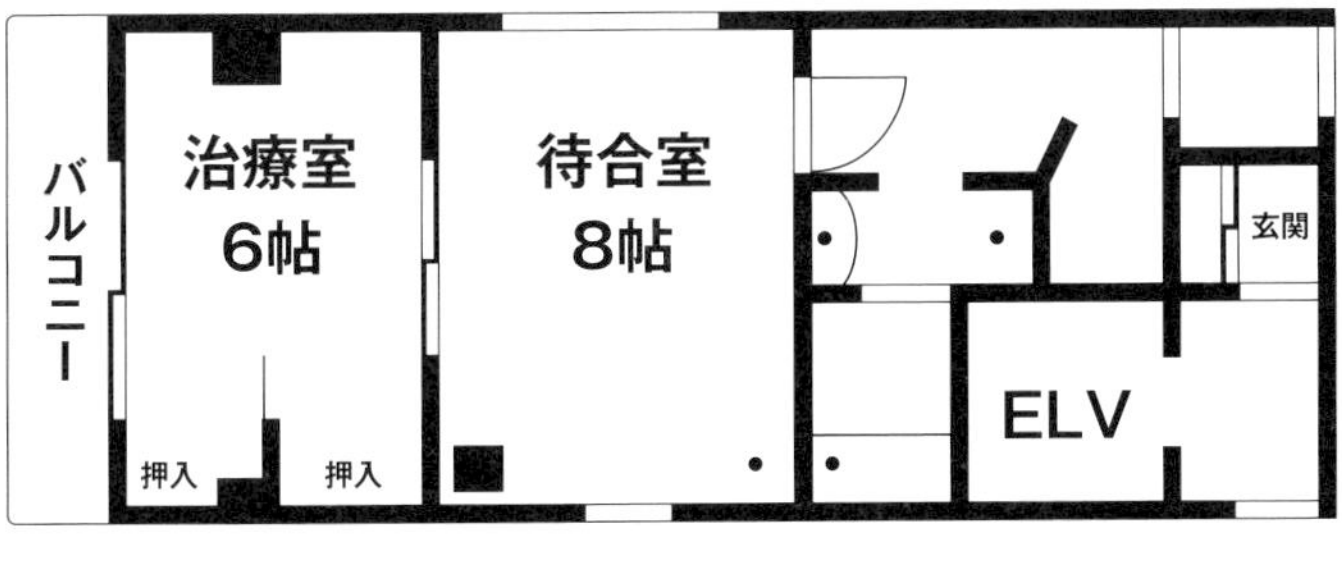

物件取得費	約1,200,000円
内装工事費	約600,000円
移転費	約100,000円
合計	約1,900,000円

Column

内装工事費用の実例

内装工事にかかる費用は千差万別です。賃貸なのか、購入物件なのかによっても差が出ますし、治療院の広さやイメージによっても違います。ここでは、実際の一例を紹介します。

Ⓐ 治療院改装費（一戸建て・待合室9.7㎡、施術室16.2㎡）

名称	規格	金額
仮設工事	整理清掃後片付け、養生費、外部足場、外部足場運搬費、外部脚立足場、内部足場、廃材処分費	448,760
解体工事	外壁撤去、内壁撤去、バルコニー撤去、サンルーム撤去、玄関屋根撤去、勝手口キャンテスラブ撤去、集合煙突基礎撤去、煙突梯子撤去	441,440
基礎工事	差し筋アンカー、鉄筋、鉄筋加工費、型枠工事、コンクリート、天端均しモルタル、モルタル刷毛引、雑工事	53,092
木工事	構造材、造作材、大工手間、大工手元、金物、防腐剤	360,800
外装工事	木質サイディング、木質サイディング張り手間、外部シール、防風シート	517,300
板金工事	長尺カラー鉄板、下葺き、淀修め	28,800
塗装工事	外部塗装、内部塗装、既設塗装部洗浄	170,000
建具工事	玄関引き戸、風除室引き戸、木製パーテーション、片開きドア（変形）、片開きドア、クローゼットドア、取付施工費	819,600
内装工事	床クッションフロアー、コルクシート、石膏ボード、ビニールクロス、内装シール押さえ	218,610
雑工事	ウッドデッキ、換気扇新設工事、壁付け看板、自立看板、物入れ棚、レンジフード移設、プロパン移設、照明器具新設	803,000
外構工事	アスファルト、凍上抑制層、路盤工、枕木、客土、植栽、重機運転、重機運搬	470,900
諸経費	現場管理費、一般管理費	930,000
【端数切り捨て】		-2,302
合計		5,260,000

（円）

Ⓑ 治療院新規内装費（賃貸テナントビル1階・51.23㎡）

名称	規格	金額
解体　撤去	処分費共	91,000
シャッター窓部仕上げ	サイディング張	110,000
開口サッシ	窓部　2カ所	54,000
玄関サッシFIXセット	片開きドア	189,000
床下地調査他トイレ仕上げ（クロス地）	左官工	52,000
内装床	タイルカーペット	194,400
壁クロス	量産タイプ	107,300
天井クロス	同	41,400
ソフト巾木		13,000
間仕切り材下地材		73,000
建具	トイレ　消毒室　収納	87,000
大工手間		122,000
設備配管給排水	トイレ配管改修共	94,000
電気配線　改修配電盤改修	照明　コンセント 防水コンセント他	155,000
エアコン		350,500
ロスナイ換気扇　照明器具10カ所	取付共	75,300
トイレ便器	取付共	52,000
キッチン吊戸棚		33,600
外構手すりコンクリートモルタル		72,000
塗装美装雑費		60,000
雑費諸経費		100,000
価格調整		-6,500
小計		2,120,000
消費税		106,000
合計		2,226,000

（円）

Ⓒ 治療院改装費（賃貸テナントビル2階・25㎡）

名称	金額
仮設工事	161,900
軽鉄工事	384,780
木工事	50,000
建具工事	912,800
家具工事	920,000
内装工事	615,980
雑工事	258,000
電気設備工事	531,457
換気設備工事	86,960
防災設備工事	201,500
給排水工事	133,112
諸経費	500,000
合計	4,756,489

（円）

part.4

開業資金を準備する

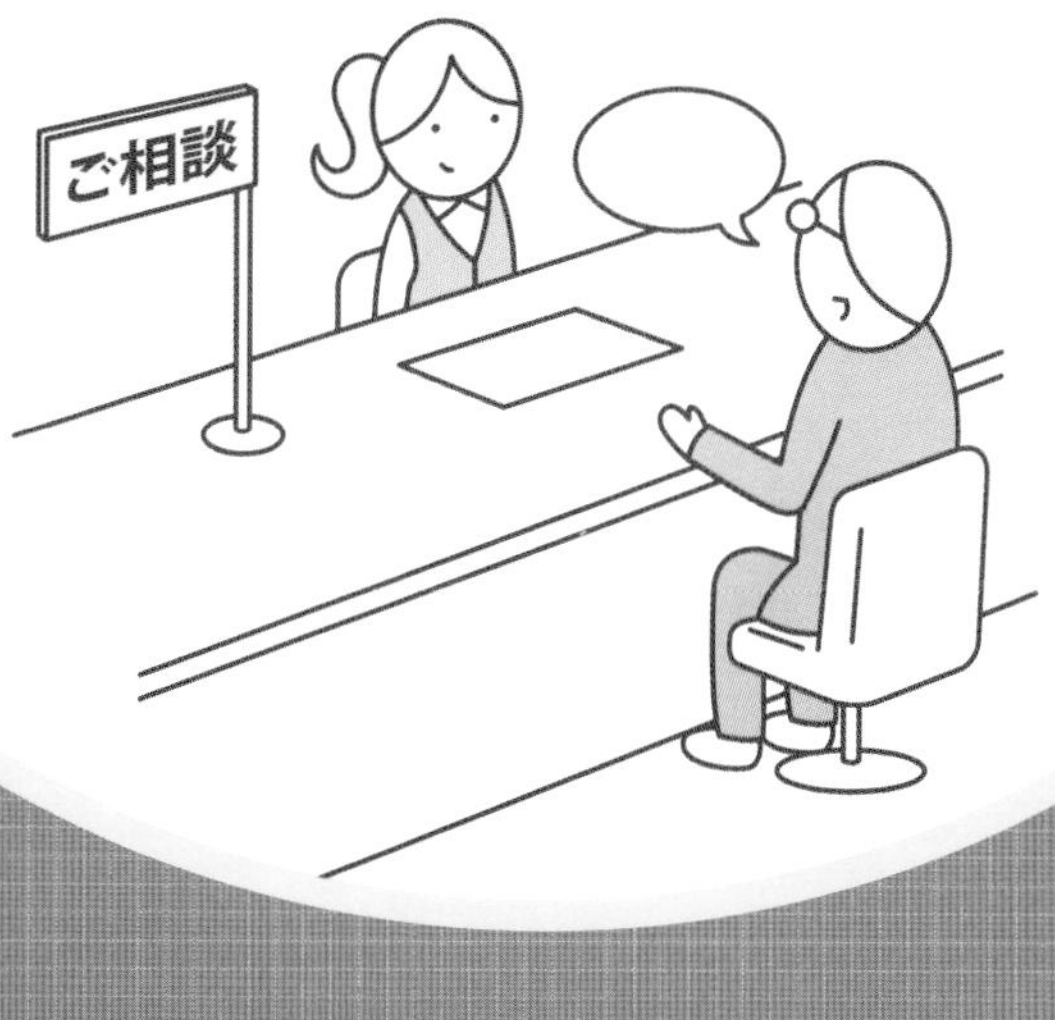

Part.4

① 開業資金はどれくらい必要か

物件費用を計算して開業準備を始めよう

開業にはお金が必要です。

金額は開業スタイル（自宅や賃貸物件など）や内装にどれくらい費用をかけるかなどによって異なりますが、すべて自己資金で賄えるとも限りません。このPartでは、開業にかかるお金の内訳と、自己資金で足りない分を借りる場合のポイントなどを見ていきます。

まずは物件にかかわる費用について解説します。

治療院として自宅以外に物件を借りる場合は、敷金(保証金)・礼金、不動産会社に支払う仲介手数料、前払いする分の賃料を準備する必要があります。この点は住居を借りる場合の準備と同じですので特に難しくはありません。

しかし、商業用物件は住居に比べて敷金（保証金）・礼金・賃料が高く、まとまった額が必要になることがあります。

自宅の一室を改装するなどして開業する場合は初期費用も家賃も不要ですので、開業のハードルは低くなります。

もし、自宅開業以外で考えているのであれば、資金準備はできるだけ早く始めて、時間を味方にしながら地道に貯金をすることが大切です。詳細は後述しますが、少額ずつでもコツコツ貯めていくと、その実績は金融機関から融資を受ける際にも有利になります。

初期費用のなかで敷金（保証金）は退去時に戻ってくるケースがありますが、開業時には必ず必要となります。自分の目指す治療院を開業するにはいくらぐらい準備するべきかを明確にする必要があります。そのうえで開業目標の日までに貯めるためには月々いくらずつ貯金をすべきなのか逆算をして、計画的に貯金を進めましょう（p.88参照）。場合によっては貸主との交渉により金額を抑えることもできますので、資金準備が苦しいとき、開業を急ぎたいときには不動産会社を通じて相談するとよいでしょう。ちなみに戻ってくる敷金（保証金）は預けるお金なので、帳簿上は、家賃のような純粋な支出にはなりません。具体的には家賃は治療院経営の必要経費となりますが、敷金（保証金）は経費扱いになりません。

家賃は当然借りる物件によって幅があります。毎月支払う固定支出なので安いほど経営が安定しやすくなりますが、安ければよいというわけでもありません。ポイントは売上に対してどれくらいの割合になるかです。多少家賃が高くても、売上が見込める場所で開業すれば結果として売上が上がり、経営がうまくいくといえます。逆にどれだけ家賃が安くてもアクセスが悪く売上が増えなければ経営は成り立たなくなってしまいます。目安として家賃は売上の10％前後で収まるようにするとよいで

先輩 *Voice*

「開業資金はどのくらいの金額を準備しましたか？」

・200 万円を準備し、内装、備品などを準備して自宅開業しました。

・自己資金をもとに、借入をして、商業用物件で開業しました。内装や備品などに 240 万円、運転資金は余裕を持たせるために固定費 35 万× 12 カ月分という計算を準備しました。予想がまったくつかなかったので、先に開業している同期や先輩からのアドバイスを参考にしました。

・自己資金で内装費用、備品購入費、運転資金6カ月分、生活費6カ月分の約 350 万円を準備して、商業用物件の賃貸1軒家で開業しました。借金をしたくないという気持ちから自己資金を投入しましたが、準備したお金と同額を借入して運営するほうが、気持ちの面でかなり楽であったと今更ながら感じています。何かあったとしても自己資金が丸々残るので返済も可能です。

・商業用物件で、敷金・礼金・内装・看板・すべて含め 300 ～ 400 万円で開業しました。前職の退職金では足りず、日本政策金融公庫で数 100 万円を借りました。

・商業用物件で、敷金・礼金は 50 ～ 60 万円、内装は 70 万円ほどで開業しました。備品は治療用ベッドとタオル程度で、約 20 ～ 30 万円でした。

・住居用マンションで営業許可が下りた物件で開業しました。内装費は 150 万ほどかけました。家賃は 13 万前後で、開業時に2年分の家賃＋光熱費（3～4万円）を準備しました。すべて自己資金で準備しました。

・自宅敷地内に 1000 万円で治療院を建設しました。運転資金は特に用意しませんでした。

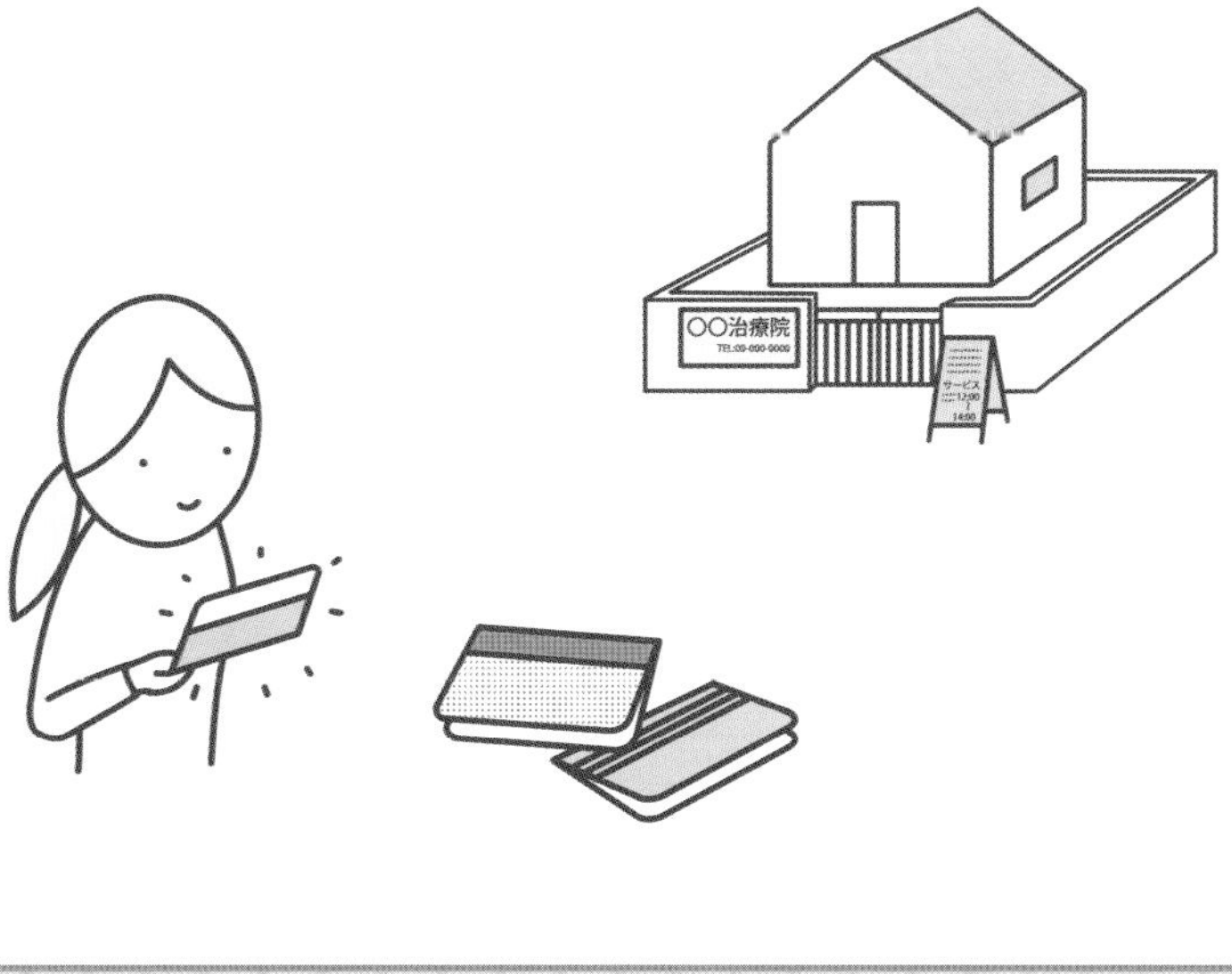

しょう。仮に家賃は20万円前後の物件に入居したいならば、売上目標は２００万円程度必要ということになります。家賃の目安が決まれば、初期費用として不動産会社に支払う仲介手数料と、前払い分として支払う金額の予測が立てられます。仮に、敷金（保証金）が６カ月分、不動産会社に１カ月分の仲介手数料、前払いが１カ月分だとすると、家賃の８カ月分の資金が必要になります。

内装工事・消耗品広告などにかかるお金

物件の改装にかかる資金は、自宅で開業する人にも必要な場合があります。費用は、どの程度の工事をするかによって変わります。工事費、内装などのデザイン費、看板の製作・設置費用を含めてどれくらいかかるか計算してみましょう。

内装費用についても、無駄をできるだけ省く必要がありますが、安ければよいというわけでもありません。多少の費用をかけてでも看板を作ったほうが効率よく集患できたり、内装にこだわることで治療院のコンセプトが明確化し、患者の評判がよくなることがあるからです。

目安としては、初期の内装費は年間売上目標の50％に収まるようにするとよいです。たとえば６００万円前後の内装費をかけるならば、年間１２００万円の売上目標とします。

また、内装や備品代は開業後に数年に分けて経費として計上していきます。このように、長く使う資産を小分けにして経費としていくことを「償却」といいます。償却期間は使っている素材などによって変わりますが、仮に６００万円の内装を10年で償却するなら、年間60万円ずつ経費としていきます。売上から経費などを差し引き、残った額が課税対象となる金額です。

治療院開業の初期費用として、設備、什器なども準備する必要があります。鍼灸治療院で特別高額な設備が必要となるケースは少ないかもしれませんが、治療機器などを導入予定で、それが資金準備の負担になるのであれば、リースを検討するのもよいでしょう。

この他にも、白衣（ユニフォーム）やウェブページの制作費などもかかりますし、事務用品や治療に使う消耗品も一定の量を揃える必要があります。一つひとつは少額でも一度にまとめて準備すると総額が大きくなるので注意しましょう。すでに開業している先輩治療家や知り合いなどから安く買える先を紹介してもらえる可能性があります。情報を駆使するほど開業の資金を抑えることができます。

宣伝費は、初期費用の総額に対して５％前後と考えておくのが一般的です。初期の集患のためには宣伝が必要なので、できるだけ資金は確保します。また、宣伝費として準備する資金は、開業時にかかるものと、開業してから使うものがあります。開業時にかかるものは看板やウェブページの制作費など、開業後にかかるのはウェブページの維持費、駅看板の月額費などです。また、想定の宣伝で効果が表れず、開業後、すぐに別の宣伝方法の検討を迫られることもあります。その分の資金も初期費用として準備しておくのが理想的です。できれば宣伝は１年単位で計画し、そのための予算を踏まえた上で、開業後に細かな調整をしていくのがよいでしょう。

以上の初期費用に加え、次に解説する運転資金数カ月分が、あなたが治療院を開業する際に必要となる資金です。学生時代、修業時代は「なかなか貯金はむずかしい……」と感じるかもしれませんが、目標数字と時期を決めて、地道にかんばりましょう。

【　開業資金(初期費用)の例　】

実際に自分が開業する際、想定している開業スタイルではいくら資金が必要なのかを考えてみましょう。

[住居用物件での開業(※数字は一部改変)]

物件初期費用	敷金（保証金）家賃２カ月分	200,000
	礼金　家賃２カ月分	200,000
	仲介手数料　家賃１カ月分	100,000
内装・外装等、施工費用	内装	3,000,000
	外装（看板等）	30,000
設備機器	鍼	15,000
	ベッド	200,000
	タオル	10,000
	治療ワゴン	10,000
	シャーレ	2,000
	スツール	10,000
	脱衣かご	1,500
	スリッパ	3,000
	患者着	5,000
	その他	150,000
開業時広告費（ウェブページ制作代など）		150,000
関連団体への入会費		12,000
運営資金×１年分		2,000,000
合計		6,098,500

(円)

[自宅敷地内に建設(※数字は一部改編)]

物件初期費用	物件建設費用（外装費込）	6,500,000
	土地代(自宅敷地内のため)	0
内装・外装等、施工費用	内装	3,800,000
設備機器	鍼	15,000
	ベッド	200,000
	タオル	10,000
	治療ワゴン	10,000
	シャーレ	2,000
	スツール	10,000
	脱衣かご	1,500
	スリッパ	3,000
	患者着	5,000
	その他	150,000
開業時広告費（ウェブページ制作代など）		300,000
運営資金×１年分		1,000,000
合計		12,006,500

(円)

[自宅開業(※数字は一部改編)]

物件初期費用	自宅	0
内装・外装等、施工費用	内装	500,000
設備機器	鍼	15,000
	ベッド	200,000
	タオル	10,000
	治療ワゴン	10,000
	シャーレ	2,000
	スツール	10,000
	脱衣かご	1,500
	スリッパ	3,000
	患者着	5,000
	その他	150,000
開業時広告費（ウェブページ制作代など）		0
運営資金×１年分		500,000
合計		1,406,500

(円)

Part.4

② 運転資金はどれくらい必要か

開業後の運転資金は半年〜1年分を目安に準備

開業後にかかるお金は、家賃、人件費、生活費、設備投資の4つに分けることができます。

家賃についてはすでに物件選びの項目（Part2）でも触れた通り、経営していくために必ず発生する固定支出ですので、慎重に決める必要があります。家賃は一度契約してしまうと簡単には変更できないという点をあらためて意識しておきましょう。安く抑えるほど経営が安定しやすくなりますので理想ばかりを追い求めず、1カ月に治療できる患者数を想定して、シビアに検討します。

また、開業してすぐにある程度の売上が発生し、家賃をまかなえるようになるのが理想ですが、集患がうまくいかなかったり、かかっている経費に売上が見合わない状況も十分に考えられます。そのため、開業から数カ月分の家賃も開業時の初期費用として準備しておくと安全です。目安としては6カ月分、できれば1年分の運転資金を貯めておきたいところです。

人件費についても同じことがいえます。例えば治療院の受付係としてアルバイトのスタッフを雇うのであれば、基本給の半年〜1年分を目安として開業時に準備するようにしましょう。これらは治療院を経営していく上で必ず発生する運転資金（ランニングコスト）ですので、準備する金額が多ければ多いほど経営は安定しますし、気持ちの余裕にもつながります。初期に特に大きな設備投資が必要ない場合は、家賃、人件費、備品代を大きな運転資金として考えておきましょう。開業後もいつ、どんな設備を増やすのかなど計画を立て、預金ができるとよいです。この点は開業後の経営状態などによって計画を修正する可能性がありますので、実際の収支状況などを見ながら考えていくのがよいでしょう。

自分の生活費も準備しておく

開業後の資金として意外と忘れがちなのが自分自身の生活費です。当然ながら生活していくためにはお金が必要です。切り詰めるとしても限界がありますし、税金や年金などは確実に発生します。治療院経営がなかなか軌道に乗らなかった場合、経営のために準備したお金を自分の生活費として使う必要も出てきます。すると、たとえば宣伝費がなくなったり、生活費や経費のためにアルバイトに出る必要に迫られ、営業時間が減ってしまう……という悪循環が発生することもあります。それを防ぐために、自分の生活費は経営に関するお金と切り離した上で、数カ月分準備しておきます。治療院開業後は、自分の生活費の口座と、経営に使うお金の口座をあらかじめ分けて資金管理をするのがよい工夫といえます。

【1カ月に必要な運転資金の例（1人治療院の場合）】

事業経費	材料費	鍼	10,000
		灸	3,500
	一般経費	家賃・管理費	85,000
		駐車場代	8,000
		ガス代	2,500
		水道代	3,000
		電気代	12,000
		電話代	3,000
		関連団体会費	5,000
		その他	20,000
	広告費	インターネット掲載	1,000
	借入金	元本返済	50,000
		利息	4,000
	小計		207,000
家事経費	生活費		200,000
	国民年金		17,000
	国民健康保険		16,000
	所得税		8,000
	住民税		16,000
	小計		257,000
総合計			464,000

開業時に準備しておきたい金額は **464,000円×6カ月～1年分**

1カ月に必要な運転資金から定休日や、治療メニューの価格を考える

p.25で、基本的な売上の考え方を紹介しましたが、1カ月に必要な費用から患者1人当たりの単価や、営業日を考える必要があります。特に1人での開業を考えている場合、朝から晩まで予約が埋まったとしても、1日に治療できる人数は限りがあります。「月々の費用はどれくらい必要なのか」「1日に何人くらい治療できるのか」「1カ月に何日営業できるのか」ということから、治療メニューの価格を考えるとよいでしょう。また、天候の影響や予約時間の集中などで、想定している売上が達成できないこともあります。

Part.4

③ 自己資金の貯蓄

必要資金の3分の1は自己資金として準備

開業に必要なお金は、初期費用と数カ月分の運転資金（ランニングコスト）の合計です。自分が想定する治療院を開業するのに必要な金額が把握できたら、具体的な資金準備に取りかかりましょう。

資金調達の方法は大きく2つに分けられます。1つは開業に向けて計画的に貯蓄して自己資金を貯める方法です。もう1つは、自己資金で足りない分を金融機関などから借りる方法です。

自己資金はできるだけ多いほうがよいです。なぜなら、自己資金が多いほど誰かから資金を借りる必要性が低くなるため、返済負担で利益が減ったり、返済が滞って経営が圧迫されるリスクが小さくなるからです。

開業には多額のお金がかかりますので、一部を融資でまかなおうと考えている人も多いはずです。そのような場合でも、目安として開業資金の3分の1以上は自己資金として準備するようにしましょう。総額６００万円必要なのであれば、最低でも２００万円は自力で貯めるということです。なお、自己資金は自分が貯めたお金のことですので、親族などから借りたお金は含まれません。

必要な自己資金の目安が決まったら、次に貯金の計画を立てます。これは通常の貯金と同じですので、収入の一部を積み立てたり、ボーナスを開業資金に回すなど、人にとってやりやすい方法があるはずです。

とにかく、開業を目標としているならば少額からでも貯蓄をしましょう。月々に貯められる額が決まっているなら、積立額と必要な月数を掛け算することで開業できる日を想定します。逆に開業目標の時期が決まっているならば、必要金額を開業日までの月数で割り算して月々の積立額が決まります。治療院のイメージ作りや物件探しも重要ですが、平行して資金作りもなるべく早くスタートするようにしましょう。

金融機関では、「コツコツ貯められた人はコツコツ返せる人だ」と評価することが多いです。つまり、数年かけて資金を準備してきたという熱意や実績、収入をやりくりしてある程度の資金を貯めたという計画性が、融資を受ける際のプラス評価となるわけです。

コツコツ貯めた２００万円と、突発的に手に入れた２００万円（親族から援助を受けたなど）は評価が変わります。

また、必要な開業資金金額を貯めて、それと同額の融資を受けて開業するケースもあります。この場合、もし開業初期に運営が上手くいかなかったとしても、自己資金を使って月々の返済や家賃の支払いをおこなってのりきることができますし、逆に経営が上手くいけば早めに返済することもできます。

【 自己資金をコツコツと貯めて開業に備える 】

開業時に融資を受ける予定でも、ある程度の自己資金はしっかり貯めておいたほうがよいです。開業後には、患者から受け取ったお金はその日のうちに屋号名義の口座に入金しましょう。自分の生活費と治療院経営の費用は分け、決まった日に生活費をプライベート口座に振り込むなどの資金管理が必要です。

開業資金の貯蓄も同じように、生活費と分けて別の口座で管理し「○年後までに○万円」と自分でノルマを決めて口座を移したり、定期預金を利用して貯めましょう。「そのお金を貯めた経緯、期間」が通帳などではっきりわかることが後で大切になってきます。

少し厳しいようですが、貯金に裏技はありませんので目標を決めて着実に頑張りましょう。

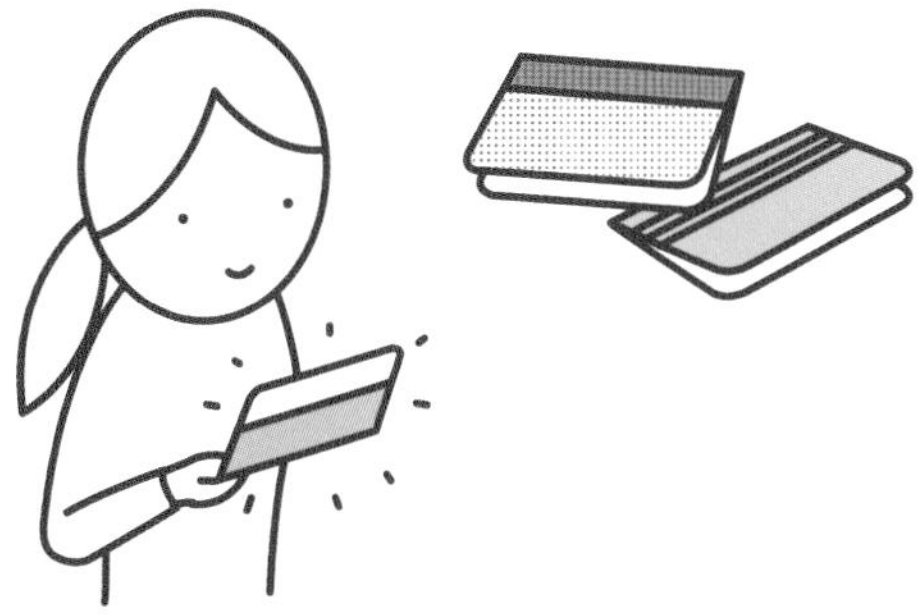

先輩 Voice

資金はどのように準備しましたか

- 敷金・礼金、内装、備品購入などの開業資金は、両親・祖父母より借りました。
- サラリーマン生活中の貯蓄と退職金をすべてつぎ込みました。
- 貯金と、民間の銀行からの融資を利用しました。
- 日本政策金融公庫より融資を受けました。自己資金ですべてまかなうこともできましたが、手元に現金を少しでも多く残しておいたほうがよいとアドバイスをもらって、余裕があれば早めに返済するという計画で開業しました。
- 自己資金のみで開業しました。借金をしたくなくて自己資金を投入しましたが、準備したお金と同額の融資を受けて運営するほうが気持ちの面でかなり楽であったと今更ながら感じています。何かあったとしても自己資金が丸々残っていれば返済も可能なので。
- 貯金で自己資金を用意しました。それに収まる範囲で自宅を改装し、開業しました。
- 自己資金をもとに日本政策金融公庫から借り入れをしました。予想が全くつかなかったので、先に開業している同期や先輩からのアドバイスを参考にしました。
- 妻の親から借りました。
- 自己資金と親から借りたお金で賄いました。

融資を受ける際も、自己資金が0円という治療家はほとんどいない。少ない自己資金の範囲内で賄うという手もあるが、どちらにせよ自己資金の貯金は不可欠

4 融資を受ける

金額、使途、返済計画を明らかにしておく

必要な初期費用が自己資金を上回る場合、金融機関から融資を受けることができます。

融資とは、ひとことでいえば借金のことです。当然、返済義務があり、返済額が大きいほど月々に必要な売上が高くなり、経営は不安定になります。返済できなかった場合は信用を失い、再度資金が必要になっても借金ができなくなります。

そのため、借りる必要がある金額を明確にして、必要以上に借りないよう、融資に伴うリスクを抑える必要があります。一方、貸し手である金融機関も貸し倒れ（返済できなくなること）を防ぐため、借り手や借り手の事業に対して慎重に審査を行います。

融資を受ける際に必要なのは次のような情報です。

まずは金額です。これは、開業資金として必要な額から自己資金で準備している額を差し引きすれば計算できます。

貸し手は、そのお金の使い道を必ず聞きます。例えば「設備の購入にいくら必要なのか」、「内装工事にいくら必要なのか」という使途を明らかにする必要があります。

基本的に融資は使途に応じて行われますので、申告した内容と違う目的に使うことはできません。つまり、設備の購入に使うと伝えて借りた資金を、治療院の運転資金や自分の生活費に使ったりすることは原則としてできないということです。その点に相違がないことを確認するために、領収書の提出を求められるのが一般的です。設備購入のために融資したお金を、実際に設備購入に使ったかどうかを、領収書と照らし合わせて確認します。相違があった場合には融資したお金を返済しなければならないこともありますので注意しましょう。

そしてもっとも重要なのが、返済計画です。返済計画は月々いくらずつ返し、いつ返し終えるかを明らかにするもので、治療院の事業計画書に基づいて審査されます。審査基準は金融機関によって異なりますが、事業計画が楽観的すぎたり、返済の負担が大きくなりそうな場合は融資額が減ったり、融資を受けられないことがあります。現実的な視点で事業計画書を書くほど審査で有利になります。

返済期間は、例えば運転資金は3～7年、設備投資の資金は5～15年といったように金融機関側で条件を設定するのが一般的です。その期間を超えて返済することはできません。また、契約後に返済期間を延ばしてもらうのも難しいです。

そのため、可能なかぎり返済期間が長い契約を選び、月々の返済額をできるだけ少額に抑えて、順調に利益が出て余裕ができたときに繰上げ返済をするのがよいでしょう。

融資を受ける際に必要なもの・こと

[相談の時の主な持ちもの]

- □ **源泉徴収票・もしくは確定申告書**
  （直前に勤務していた場合は、源泉徴収票を用意する。事業を行っていた場合は確定申告書を用意する）
- □ **印鑑・印鑑証明**
- □ **本人確認書類**
- □ **事業計画書**
- □ **借入申込書**

Point

・事業計画書、借入申込書のフォーマットは各金融機関によって変わるので、指定の用紙に記入する。
・電話や郵送でもやり取りができる場合があるが、できれば窓口に出向いて担当者と打ち合わせをしたほうがよい。必要書類の記入についてや面談に備えて準備する内容も具体的に相談できる。

一般的な融資の流れ

借入に必要な金額を決める
内装業者の見積もり・敷金・礼金の概算などを見て決める

↓

相談・申し込み

電話や支店窓口で相談し、必要書類を聞いて用意する
（支店窓口で相談する際は、事業計画書を持参するとより詳細な打ち合わせができます）

↓

郵送・もしくは窓口にて書類提出

事業計画書や借入申込書、その他見積もりを準備して、郵送、または窓口に持っていく

↓

面談

担当者から連絡があり、面談
（事業の計画についての詳細を尋ねられるので書類を準備しておきます）

↓

融資

審査ののち、最短、2～3週間で融資が決まる。契約に必要な書類を交わして手続きが完了すると、指定の口座へ送金される

↓

返済

指定された日から返済が始まる

いくら必要なのかを算出する

自己資金が0円の場合、どの金融機関もよほどの理由がない限りはお金を貸すことはないでしょう。日本政策金融公庫の例だと、現在の条項では自己資金は借入金の「10分の1以上」必要とされていますが、実際には自己資金は、借入金の2分の1～3分の1以上あると審査が通りやすいと言われています。例えば400万円を借りたい場合は、140～200万円は貯金しておくと安心です。右記の通り、事業のために借り入れたお金は、申請した通りの使用が義務づけられていますので、「生活費に」や「住宅ローンに」と、使用用途を変えることはできません。従って、何に、いくら必要なのか、概算ではなく見積もりをとり、計算をします。

金融機関は、同業（他の鍼灸院など）の経営状況などを加味しながら申請された使途、金額が適正なのかを判断します。

Part.4

⑤ どこから融資を受けるのか考える

できることから取りかかり開業までの時間を短縮

融資を受けるためには、まずどれくらいの金額が必要かを明らかにしなくてはいけません。しかし本当に正確な金額は、物件が決まったり内装工事費の見積もりをとってからでなければわかりません。実際、金融機関などから融資を受けるのも、物件がある程度決まった後です。

融資には審査があります。申し込みをしてから指定口座に振込があるまで最短でも2～3週間程度かかります。書類の不備などのために出し直したりするとさらに時間がかかります。場合によっては不動産会社や内装工事業者に支払いを待ってもらう必要も出てきます。支払いの時期が遅くなると希望の物件との契約がむずかしくなるケースもあります。そうならないために、資金集めでできることはなるべく早く取りかかりましょう。

まずはどこから融資を受けるのかを検討します。政府系金融公庫からの融資、銀行や信用金庫などの民間の金融機関からの融資、家族や知人といった個人から借りるケースなどが考えられます。それぞれ借りやすさ、融資期間の条件も異なります。

気に入った物件が見つかっていないとしても、どういう治療院を開業したいかがある程度決まっていれば、計画段階で金融機関に相談することもできます。

また、融資を申し込む際には事業計画書が必要になります。これは、治療院経営の内容や目的、資金の調達方法や返済計画などを書面としてまとめたもので、融資を受けられるかどうかを決める重要な材料となります。この書類も、物件を決める前に内容を考え始めることが可能です。Ｐａｒｔ1で考えた治療院のコンセプトなどを振り返りながら、開業後の経営について整理し、書き出していきましょう。

それに伴い重要なのは、開業後の売上や集患に関係する情報を集めることです。この点は実際に物件を探し、決める時のポイントにもなります。情報とは、例えば開業を予定しているエリアにどれくらいの人が住んでいるか、目当ての物件の前の道をどんな人が、どれくらい通るか、周囲に競合となる治療院は何軒あるか、その治療院ではどういう施術を、いくらで行っているかといったことです。

このような情報を多く集め、分析するほど売上・集患数の予測は正確になります。また、事前に下調べをしているほど、融資担当者からも信用されやすくなります。これから開業する人の場合は特に、経営実績で評価してもらうことはできませんので、開業に向けた準備を入念に行っていることが融資を受ける上で大切になります。

ちなみに税金などの未納金がある場合はあらかじめ精算しておくことも準備の1つです。

主な融資先の種類

公的機関（政府系金融公庫）

小規模な事業、起業・独立開業したばかりの事業主でも融資の可能性が高いのが政府系金融公庫。創業時に利用しやすいのが日本政策金融公庫（2008 年に国民生活金融公庫が他 4 つの機関と統合してできた公庫）の融資制度です。

大手銀行

メガバンクは政府系金融公庫よりも金利が高いと思われがちですが、実は低い場合もあるのでチャレンジする価値はあります。ただし、創業時の借入のハードルは高く、少額だとなかなか審査が通らないことをふまえておきましょう。

地方銀行・信用金庫

大手銀行より借入のハードルは低くなりますが、政府系金融公庫よりは創業時の借入に関してシビアに審査されます。しかし、地元で開業の場合、地方銀行の融資担当者は比較的親身になって話を聞いてくれるケースが多くあります。信用保証協会（p.99）を通して借入をしてほしいと打診される場合もあります。

商工ローン・消費者金融

消費者金融などのノンバンクとは、銀行からの融資などによって調達した資金を貸し付ける業務を行う機関です。ノンバンクからの融資は金利が高いためお勧めできません。開業時にノンバンクから借入をすると資金繰りが不安定な時期に大きな負担になり、借金が返せず、せっかく開業をしても短期間で廃業せざるを得なくなります。

その他　給付など

融資ではなく、返済の必要性のない「給付」によって資金を調達する方法もあります。産業振興財団などが行っている、創業補助をする事業を公募に応募をすることで一定金額を給付してもらえるケースもあります。給付型の場合、さまざまな条件をクリアすることが求められますが、そうした制度を探すことも資金調達の1つの手段です。

融資を受ける際にはどんなことがマイナスになる？

□ **消費者金融・カードローンの利用**

過去に利用したことがあるだけでは、基本的にはマイナスにはならないことが多いです。融資を受ける際に金融機関側が重要視するのは「期日内に返せているかどうか」です。したがって、延滞をしていたり、返済を踏み倒していたりするとその履歴が不利となることがあります。

□ **税金の滞納**

国民年金や国民健康保険の未納期間・滞納があると、信用が失われて融資に不利になるようです。もし、未納期間や滞納がある場合は、支払いができる期間内にきっちり支払いを済ませておきましょう。

□ **公共料金や家賃の滞納**

融資を受ける際は、金融機関側に通帳を提出します。毎月、電気・ガス・水道などの公共料金や家賃が滞納されずに支払われているかどうかは、金銭管理がしっかりできるかどうかを判断する材料となります。

□ **他の借入をしている**

住宅ローンや教育ローンを返済中だからといって、借入ができないことはありません。ただし、融資を受けたあとの返済の計画に無理がないかはしっかりと考える必要があります。また、他の借入をしているのに事業計画書などに記載をせず、それが金融機関に伝わってしまうと、融資が取りやめになることもあります。

金融機関は基本的に審査の正確な基準は開示しません。したがって、思い当たる理由になりそうなことは開業を考える時点でしっかりと精査して、普段から金銭管理をしましょう。

Part.4

⑥ 公的機関から融資を受ける①

創業を応援する
公的機関は強い味方

治療院経営は、運転資金が他業種に比べて少ないため、創業時や新たな店舗出店・移転・新たに人を雇うケース以外は融資が受けにくい業種です。逆に、国家資格保持者という信用度があるため、他業種に比べて経営実績がない創業時でも融資が受けやすい特徴があります。

p.92の通り、融資を受けられる機関（貸し手）は、大きく2つに分けることができます。1つは公的機関（政府系金融公庫）で、日本政策金融公庫があります。2つ目は民間の金融機関で、銀行、信用金庫などです。厳密には消費者金融や商工ローンなどノンバンクという選択肢もありますが、金利が高いことなどから治療院開業で利用するのは不向きなので、ここでは選択肢から外します。

まずは公的な機関から見ていきます。公的機関の融資は、経済発展、創業意欲の活性化、中小企業の支援などを目的としているため、新規創業者でも融資が受けやすいのが特徴です。なかでも日本政策金融公庫の融資は、治療院のような小規模な創業に向いています。実際にはじめて治療院を開業する先輩治療家も多く利用しています。例えば同機関の「新規開業資金（新企業育成貸付）」、「女性、若者／シニア起業家支援資金」、「新創業融資制度」などは、これから創業する人に向いています。新創業融資制度を使うと、無担保・無保証人でも最大3000万円まで借りることができます。

新創業融資制度の場合には新規開業資金（新企業育成貸付）が利用できます。金利は、担保なしの14年融資で2・20％、担保ありなら同期間で1・25〜1・85％となります。ちなみに金利は固定ですので返済計画が立てやすいです。

都道府県の制度融資は、融資する自治体によって条件が異なるため、各自治体のウェブサイトなどで随時詳細を確認してみるとよいでしょう。市町村単位で融資を行っているケースもあるので、開業するエリアで有利に借りられるところを探してみるとよいでしょう。

ちなみに自治体の制度融資は、自治体、信用保証協会、金融機関が協力して成り立っているもので、自治体から直接お金を借りるわけではありません。仕組みとしては、自治体が金融機関に一定の資金を預けて中小企業への融資を支援し、中小企業の利子の負担を軽減します。信用保証協会は融資の保証をする役目を担い、金融機関は審査をして融資します（p.99参照）。

現状では融資が必要ない人でも、将来的には治療院を拡大・拡張する際や、新たに人を増やすことも考えられます。そのような場合も、公的機関は強い味方となってくれるでしょう。

【日本政策金融公庫の開業者向け融資の概要】

新規開業資金

融資可能額	7,200万円以内（うち、運転資金は4,800万円以内）	
返済期間	運転資金：7年以内 （据置期間は2年以内）	設備資金：20年以内 （据置期間は2年以内）
利用できる人	日本政策金融公庫の定める要件を満して事業を始める人や、事業開始後おおむね7年以内の人	

担保・保証人を用意できる人に向いている融資制度です。

女性、若者／シニア起業家資金

融資可能額	7,200万円以内（うち、運転資金は4,800万円以内）	
返済期間	運転資金：7年以内 （据置期間は2年以内）	設備資金：20年以内 （据置期間は2年以内）
利用できる人	女性または35歳未満か55才以上の人で、新たに事業を始める人や事業開始後おおむね7年以内の人	

女性や高齢、若い人に向いている融資制度です。

新創業融資制度

融資可能額	3,000万円以内（うち運転資金1,500万円）
返済期間	各種融資制度で定める返済期間以内
要件	・新たに開業する人、または事業開始後税務申告を2期終えていない人 ・雇用創出、経済活性化、勤務経験または修得技能の要件を満たしている人 ・事業開始前、または事業開始後で税務申告を終えていない人は、創業資金の10分の1以上の自己資金を確認できる人

担保・保証人を用意できない人に向いている融資制度です。

原則的に無担保・無保証人で利用するための特例措置です。この措置を利用して、新規開業資金の融資制度の審査を受けることで、無担保・無保証人で融資を受けることができます。

※制度の内容は随時変更となる可能性があります。詳細・最新の情報は日本政策金融公庫のホームページやパンフレットで確認してください。

Part.4

7 公的機関から融資を受ける②

公的機関で資金を借りる手続きの流れ

日本政策金融公庫で融資を受けたい場合は、開業するエリアの近くにある支店に出向き、窓口にて申し込みます。

その際に必要なのが創業計画書（事業計画書）と借入申込書です。いずれの書類も公庫のウェブサイトからフォーマットをダウンロードできるので、できるかぎり記載してあらかじめ準備しておきましょう。

また、設備の購入などの資金を借りたい場合は見積もりが必要です。設備のために使う場合は忘れずに準備しましょう。

その他の書類として、法人として借りる場合は、履歴事項全部証明書または登記簿謄本を、担保とする物件がある場合は、不動産の登記簿謄本または登記事項証明書を持参します。詳細は公庫のウェブサイトで確認できますので、手続きに余計な時間をかけないためにも事前に目を通しておくとよいでしょう。支店の場所などについてもウェブサイトで確認できます。

申し込みの次に面談があります。これは事業計画などについて説明する場で、融資が受けられるかどうかの重要な判断ポイントとなります。計画についてはできるだけ細かく調査・検討し、担当者にわかりやすく説明できるようにしておきます。見込み患者数とその根拠、立地条件、賃料、内装工事の方針などについても詳細に説明できるように頭に入れておきます。

審査の結果、融資を受けられることになれば、借用証書などが送られてきます。この手続きが終わると、指定の銀行口座に資金が振り込まれます。

都道府県などの自治体の制度融資利用は、制度を持つ都道府県によって手続き方法が異なります。ただ、大きな流れは同じで、まず自治体に申し込みをすることからスタートします。その審査を通ると紹介状がもらえるので、紹介状を持って指定の金融機関に出向き、融資を申し込みます。すると、金融機関経由で信用保証協会に保証の申し込みが行われ、後日、信用保証協会の担当者と面談をします。保証が決定すれば、金融機関の審査が通り、指定の口座に資金が振り込まれます。

制度融資の特徴は、金融機関から借りるお金の返済を、信用保証協会が保証するという点です。そのため、協会の審査を通ることが大切といえますし、保証してもらうために事業計画書が重要な役目を果たすという点は公庫の場合と同じです。ちなみに、返済できなくなった場合の借入金は協会が返済しますが、借りた人の借金がなくなるわけではありません。返済先が金融機関から協会に変わり、協会から返済を求められることになるだけですので、その点は誤解がないようにしましょう。

まずは窓口に行ってみよう

融資を受ける際の流れは、p.91 の手順で進みます。
しかし、実際に窓口に相談に行くと、開業に対するあらゆる不安も相談でき、細かな情報も知ることができるのでおすすめです。物件の目星がついて、いくらくらいの費用が必要なのかが分かった時点で、まずは創業計画書を自分なりに書いてみて、窓口に相談に出向いてみましょう。

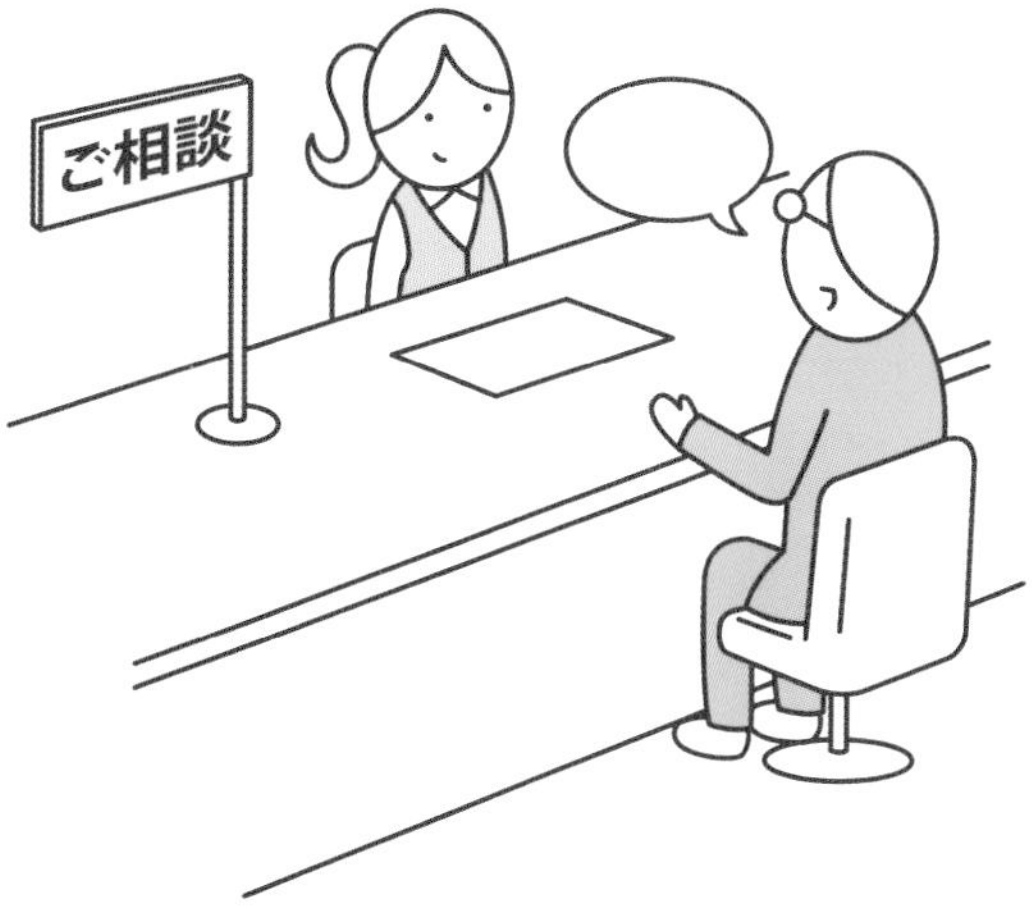

面談について

面談は、日本政策金融公庫だけではなく、民間金融機関で融資を受ける際も行われます。面談では主に、創業計画書の内容について細かく聞かれます。担当者が知りたいことは、必要資金、資金使途、返済財源、保全、返済期間の5つです。「いくらのお金を、何に使って、いつまでに、どうやって返すのか」が、明確に、また計画的に考えられているかどうかを審査されます。

特に、資金使途・返済財源は詳しく聞かれるでしょう。「何に使うのか」はできるだけ詳細に伝えられるよう、業者の見積もりや不動産の初期費用などを用いて説明できるようにしておくと安心です。あまりにも他の鍼灸院とかけ離れた資金の使い方（例えば、1 人で運営する鍼灸院内装工事に 3000 万円近く投入する、最初から広告費を 1000 万円かける予定など）と無鉄砲な計画にならないよう注意しておきましょう。

また、返済計画に関しては、支払いが滞ることのないよう、計画的に返済ができるような事業計画を提示することが大切です。実際の予想と大きく違う計画書を作成するのはよくありませんが「利益を出して、返済していきます!」というアピールできる内容にしなくてはいけません。現実的かつ返済可能な計画書を作りましょう。

また、基本的なことですが、面談の日は、忘れ物がないようにして、約束の時間に遅れないようにしましょう。融資する際の判断基準はいろいろありますが、審査をするのはあくまで、「人」です。こちら側も最終的には人柄で判断されることもあります。融資を検討するにあたってのやり取りで、時間にルーズだったり、約束を守らなかったり、大きなことばかりを言ったり、資料がなかなか出てこなかったり、といった事業者はその経営計画にも不安を持たざるを得ません。とりわけ貸す立場からして、リスクが高いのは「嘘をつく人」です。金融機関の融資担当者は、これを見抜くのが大きな仕事の一つだといえます。

相手に悪い印象を与えるようなことのないよう、注意しましょう。

Part.4

8 民間の金融機関から融資を受ける

民間の金融機関から資金を借りるには

民間の金融機関から融資を受ける際に公的機関との大きな違いは、資金を貸し、利息を受け取るという一連の流れがビジネスになっているという点です。金融機関としては、「新規創業を応援する」という理念ではなく、返済が滞ったり、回収できなくなるリスクがないかどうかを第一に考えています。そのため、基本的には公的機関よりも審査は厳しくなります。担保や保証人が必要となるケースも増えます。

逆の見方をすると、事業計画が詳細までしっかり練られていれば、金融機関としては喜んで貸したいと考えています。そう判断してもらうためのツールとして、やはり事業計画書は重要な役割を担います。

民間の金融機関は数多くあり、それぞれ審査基準、融資の方針、金利などが異なります。銀行を例にすると、もっとも審査が厳しいのがメガバンクと呼ばれる大手銀行で、これから新規で治療院を開業する人や、治療院開業レベルの少額な融資は受けづらいです。ただし、メガバンクは他の金融機関と比べて金利が低いため、これまでの治療実績が豊富にある、開業後来院する見込みの患者が多数いる場合などはチャレンジしてみるのもよいでしょう。

メガバンクの次に審査が厳しいのが地方銀行です。メガバンクは無理でも、地方銀行なら貸してくれる可能性はありますので、地域の銀行がどんな人に、どれくらいの融資をしているのか調べてみてください。

地方銀行よりもさらに借りられる可能性が高いのが信用金庫です。信用金庫は地域の事業者を主なターゲットとしているため、これから地元で治療院を開く人にとって現実的な選択肢の1つといえます。

また、信用金庫は地域密着を掲げているところが多いので開業後の経営などについても親身に相談に乗ってくれるという特徴もあります。

信用金庫などに相談に出向くと、自治体、信用保証協会の制度融資をすすめられるケースがあります。p.93で紹介した通り、制度融資とは、自治体や信用保証協会に利子負担や信用の保証をしてもらう仕組みです。民間の金融機関から融資を考えているならば、まずは自治体や信用保証協会の窓口に相談に行くのもよいでしょう。

いずれの場合も事業計画が重要視されますが、借り手がどういう人かという点が大きな審査対象項目であることも政府系金融公庫と大差ありません。当然、嘘や隠しごとがあると信用が置けない人だと判断されます。

中には住宅ローンや奨学金を返済中の人がいるかもしれません。その場合は申し込み時にちゃんと伝えましょう。

制度融資とは

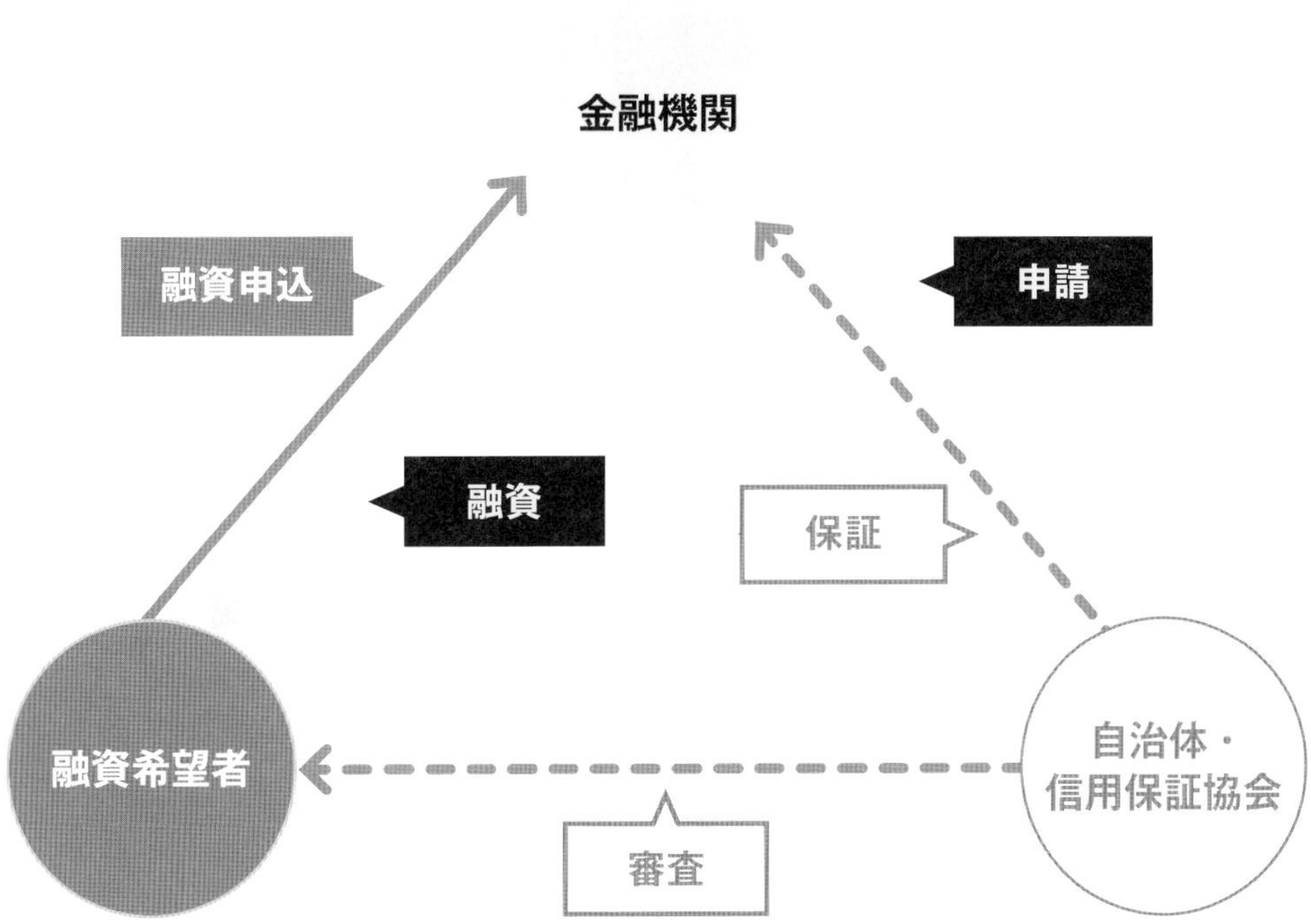

制度融資とは、自治体や信用保証協会という公的機関が「融資を受けたいけれども返済に対し信用力がない」という融資希望者に対して、資金調達を手助けして、融資を受けられるようにするという仕組みです。例えば、担保が準備できなかったり、業界歴が短いと融資が受けづらい例があります。そんな時に信用保証協会は金融機関に対して、「万が一返済できなくなったら代わりに信用保証協会が返済をする」と伝えます。実際に融資を受けた人が返済ができなくなったときは、信用保証協会が金融機関に立替えて支払いをし、融資を受けた人は信用保証協会に対して借金の返済をします。このような仕組みを作ることで、金融機関側は返済が保障されますし、希望者側は資金を借りることができるので、円滑に資金調達ができます。

信用保証協会が指定した金融機関を利用することになることもありますし、逆に銀行や信用金庫に融資の相談に行ったときに信用保証協会の利用を促される場合もあります。

制度融資に関しては各自治体によって、制度が異なるので詳細は各自治体に問い合わせてください。

9 身内・知人から融資を受ける

身内・友人からの援助でも貸し借りの条件を明確に

その他の資金の調達方法として、周囲が開業を応援してくれているなら身内や友人から借りるというケースもあります。

その際に踏まえておきたいのは、相手が誰であっても借金であることに変わりはないということです。つまり、計画的に返済する必要があり、利息や返済方法などについてもあらかじめ決めておく必要もあります。

借金の相手が身内や知人の場合、つい「開業後、余裕ができてから返せばいい」と楽観的に考えてしまいがちです。しかし、お金が原因でトラブルが起きたり、仲がこじれたりするケースもありますので、借りる場合は慎重に行いましょう。

家族や知人から開業資金を借りるのであれば、まず借用書を作りましょう。内容としては、いつ、いくら借りたか、いつまでに、どれくらいのペースで返すか、その際の利率をどれくらいにするかを明記し、お互いが確認します。

ここで重要なのは、利率と返済期限を設定することです。無利息で無期限に借りるといったやりとりは、法律によって贈与とみなされ、贈与税がかかる場合があるからです。利子を設定しない場合でも期間はしっかりと定め、少額ずつでも毎月返済するようにします。

家族や知人からお金を借りる場合には、借りる理由も正確に相手に伝えることも大切です。自分が貸す立場であれば、何に使うのか、いつ返してくれるのかといった点が気になるはずです。そのような点を相手に伝えるとともに、自分が作りたい治療院のコンセプトやイメージなどが相手と共有できるほど、相手は応援しようという気持ちになってくれるでしょうし、納得して貸してくれるようになるはずです。

返済は借用書で決めた条件を厳守し、返済した記録を残しておきます。銀行振込で返済する場合は履歴がデータとして残りますが、近い間柄の相手であれば手渡しで返済することがあるかもしれません。その際には受け取ったことを証明する領収書などを書いてもらいます。

借金ではなく贈与で開業資金を賄う

法律上、非課税で贈与を受けられる金額は1年間ごとに１１０万円までです。この金額を超える分については10～50％の税金がかかり、確定申告する必要もあります。逆にいうと、１１０万円までであれば親などからお金を譲り受けることができるということです。資金集めが厳しい場合は家族に相談してみましょう。その際は、借りる相手だけでなくその他の家族にも「誰から、いくらの贈与を受ける」と伝えておくと、後のトラブル回避になります。

借用書の例

借用書

治療院開業資金として利用するため下記金額を借用致しました。
〔借用金額〕 金　　　　　万円
〔借用年月日〕　　年　　月　　日

毎月の返済額　　　　円（返済回数　　回）
初回の返済日は　年 月 日とします。
毎月　　日に貸主の指定する銀行口座へ振り込むことにより返済致します。
〔振込み口座〕 銀行 支店
（普通・当座）口座番号
年 月 日
貸 主 （住 所）
（氏 名）　　　　○印
借 主 （住 所）
（氏 名）　　　　○印

収入印紙

この借用書はあくまで一例ですが、身内間でも、借りた金額、借りた日、借り手、貸し手の名前、住所、返済方法を記載しておくと安心です。本来は１通で問題ありませんが、できるだけ２通作ってお互いに保管しておきましょう。また、身内からの借金であっても借用書には記載金額に応じた収入印紙を貼付して消印しなければなりません。２通作成したならその２通とも収入印紙が必要となります（収入印紙の金額は借用する金額によって異なり、1万円未満非課税、10万円以下200円、10万円を超え50万円以下は400円、50万円を超え100万円以下は1000円、100万円を超え500万円以下は2000円、500万円を超え1千万円以下は1万円、1千万円を超え5千万円以下は2万円です）。収入印紙は郵便局やコンビニで購入できます。

借りた後のトラブルにもご注意

身内からお金を借りる場合、できるだけ他の家族にもその旨を伝えておくことがトラブル回避のポイントです。例えば、両親からお金を借りていて、そのことを兄弟に告げていない状態で仮に両親が亡くなった…などの事件が起こると、相続をめぐってのトラブルになりかねません。「治療院の運営が軌道に乗ればすぐに返せるお金だから」と軽く考えず、周囲にオープンにしておくことが大切です。

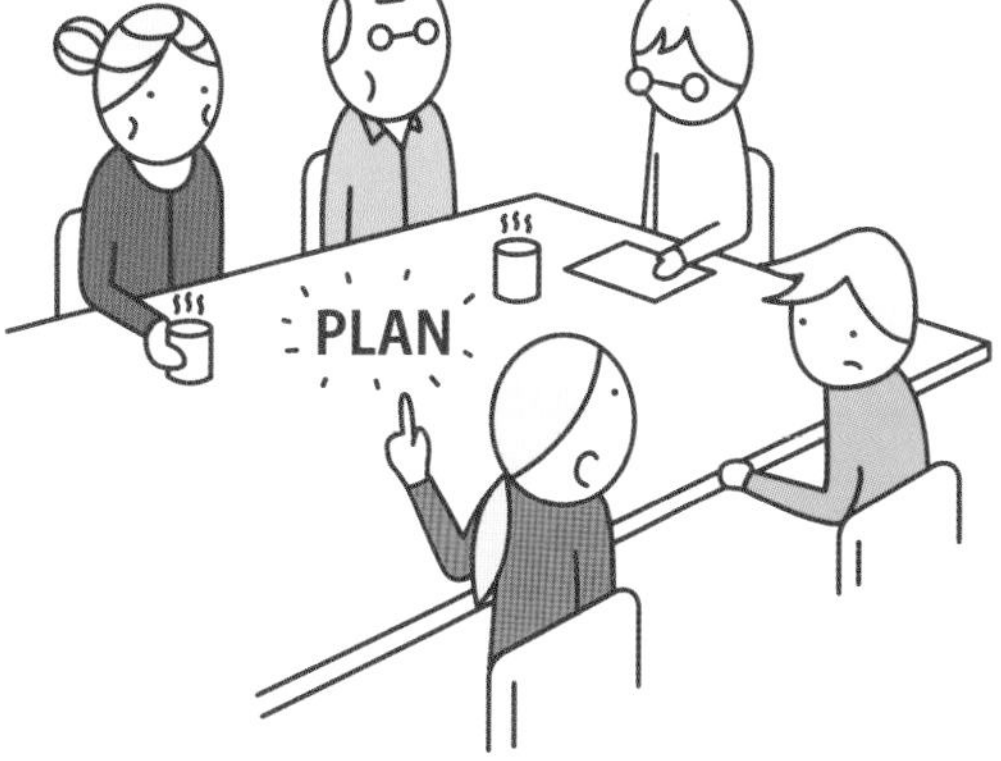

Part.4

10

事業計画書を準備する

事業計画書を通じて治療院のウリを伝える

金融機関から融資を受けるには、申し込みや審査の際に提出する事業計画書（創業計画書）が重要な判断材料となります。

自分の頭の中でイメージができあがっていても、それが融資の担当者に伝わらなければ審査は通りません。その橋渡し役となるのが事業計画書なのです。

事業計画書には、主に事業内容、来院予定の患者について、資金計画、返済計画などを記載します。

重要なのは事業内容についてです。具体的には、自分が開きたい治療院の業務内容や開業時期、開業の目的や動機、自身のこれまでの実績などを明らかにします。この点はＰａｒｔ１で決めた治療院のコンセプトなどを順を追って振り返り、書き出してみるとよいでしょう。

事業者である自身についても、例えば治療院の勤務経験がどれくらいあるか、どのような治療に従事してきたかなどを計画書に明記することで、実績が評価されやすくなり、審査でも有利になります。

治療院の強みは、ターゲットとする層の需要がどれくらいあるか、治療院を開業する場所にどれくらい見込み患者がいるかなどが重要です。また、開業する場所に見込み患者が多くても、競合の治療院が多ければ売上を獲得しづらくなります。このような点を経営という視点で考えるとともに、事前に自分で集めた情報や、調査した内容などを明記することで、下調べができている、経営者として計画性があると評価されやすくなります。

ちなみに借りる物件の目星がついている場合、融資の担当者が現地に確認に行くことが多いです。その際、ターゲット層とエリア内を行き来する人の層が合致しているか、想定する集患数を達成できるだけの人の往来があるかといった点を確認しますので、そのようなポイントは事前に自分で分析し、計画書に書き入れておきましょう。

競合店に関しては、どのような治療を、どれくらいの価格で行っているかを調べておきましょう。また、同様の治療をするにしても、他院と自院で価格が違えば、集患数も変わり、売上も変わります。融資する側から見ると、治療院がどれくらい売上を獲得するか、また、その結果として融資資金が滞りなく返済されるかどうかが知りたいのです。その点で安心感を持ってもらうために、自分と治療院の強みや、他院との差別化となるポイントを明らかにする情報が重要です。

口頭でも事業の計画、返済の計画ををはっきり伝えられたり、他の治療院と差別化できる点をアピールできるよう準備しておけば、融資担当者は安心感を持ってくれます。

金融機関の担当者は事業計画書のどこを見るのか

事業計画書では、事業者が見込んだ患者数が妥当な予想なのかどうかを見ます。初期投資が少なく、固定費もシンプルで、スタッフを多く雇うことも少ない鍼灸院経営の場合は、特に見込んでいる来院患者数が重要なポイントになります。実績が伴わない事業にはなかなか融資しにくいので、新規開業はどうしても融資ハードルが上がります。

また、事業者の経歴や資質も重視されます。同じ 200 万円を融資するにしても、「学校を卒業したばかりで開業資金がないので、全額 200 万円を貸してほしい」というケースと、「勤務して経験を積んで 200 万円は自己資金として貯めたけれど、あと 200 万円どうしても足りないので貸してほしい」というケースでは信頼度が全然違います。また、治療実績があって固定患者がついているケースや、親が同業者で保証人になるといったケースは融資が受けやすいといえるでしょう。

さらに、新たな地で開業する場合、特に重視されるのが、立地条件です。立地については当然、融資チームが実際の開業予定地を訪れて賃貸予定の物件を確認します。さらに不動産会社などに周辺地域特性について聞き取り調査を行います。

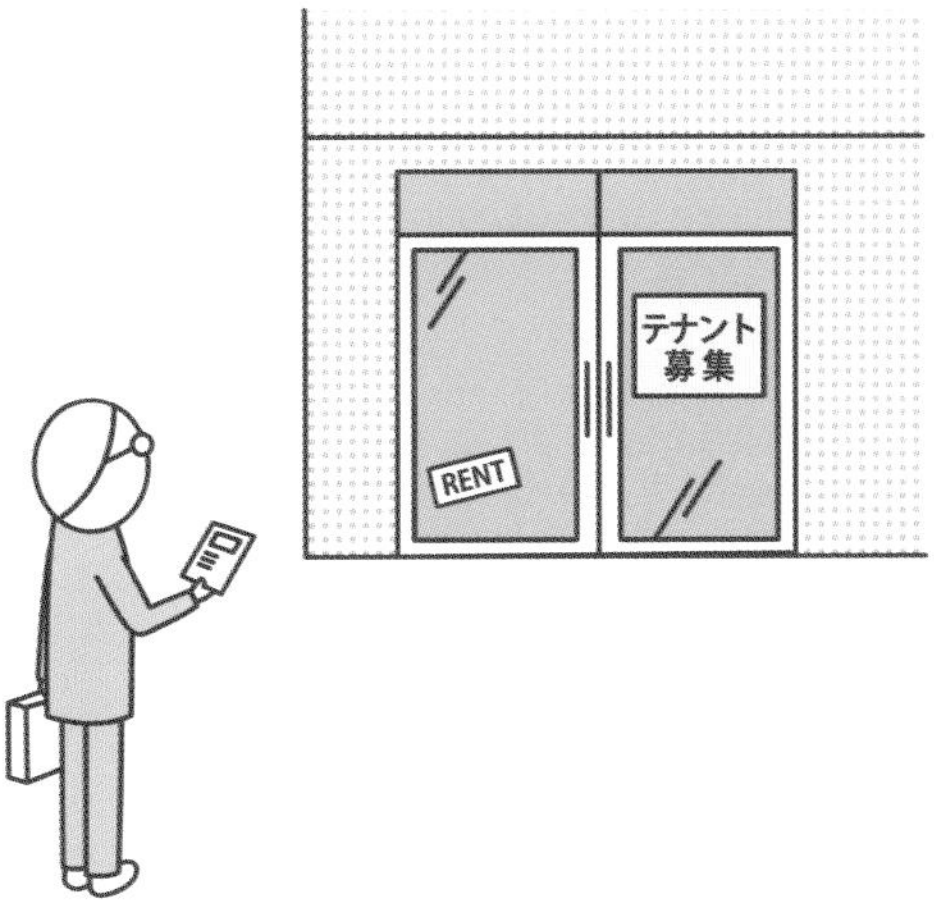

例えば、高齢の患者をターゲットにすると計画書に書いてあるのに、若い夫婦が多い新興住宅地に開業を予定しているならば、その数字は怪しいものになりますし、同じエリア内でも、例えば人通りの多い駅の東側ではなく、寂れている西側に開業を予定しているとすれば、やはり融資ポイントとしてはマイナスになります。また商圏のなかに同業者はどれくらいいて、どれくらいの売上を出しているのかも、審査では大きな判断材料になります。Part1、2 を活用して念入りに考えてください。

事業計画書以外にも書類を準備する

p.36 で紹介したような、自分で行う商圏調査の結果や、p.28~30 のコンセプト立案のためのシートは、開業に向けてしっかりと計画していることをアピールできる貴重な資料です。金融機関に事業計画書を提出して面談に進んだら、事業計画書を裏付ける資料として持参するとよいでしょう。「開業について真剣に考えている」「開業に備えてデータを集めて準備をしている」ということは、金融機関の担当者によい印象を与えることができます。開業に関わる資料はどんどんファイルして、1つにまとめて持参しましょう。

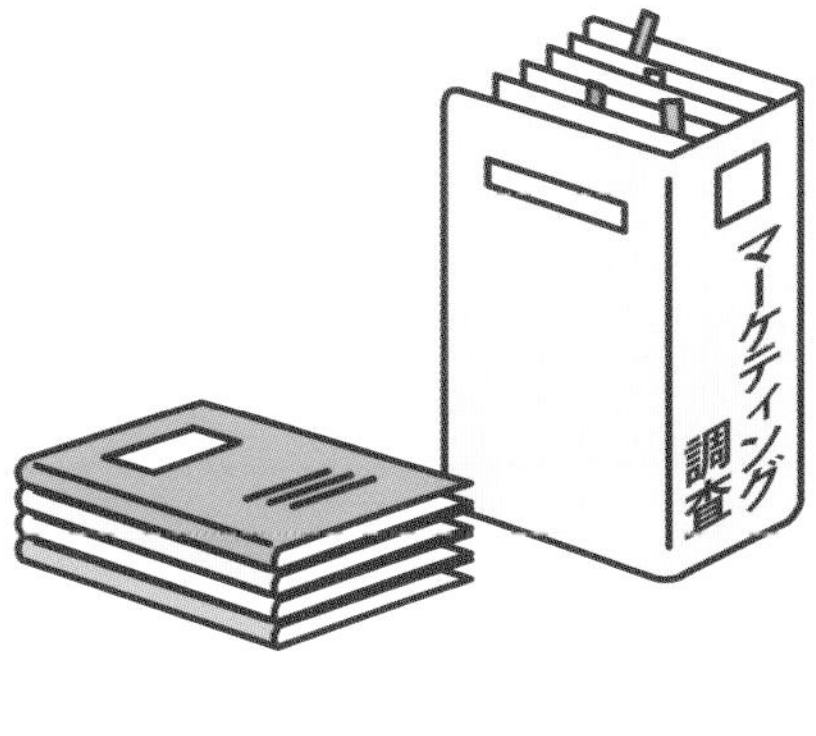

5　従業員

常勤役員の人数（法人の方のみ）	人	従業員数（うち家族）	人 （　　人）	パート・アルバイト	人

6　お借入の状況（法人の場合、代表者の方のお借入れ（事業資金を除きます。））

お借入先名	お使いみち	お借入残高	年間返済額
	□住宅 □車 □教育 □カード □その他	万円	万円
	□住宅 □車 □教育 □カード □その他	万円	万円
	□住宅 □車 □教育 □カード □その他	万円	万円

7　必要な資金と調達方法

	必要な資金	金　額	調達の方法	金　額
設備資金	店舗、工場、機械、備品、車両など （内訳）	万円	自己資金	万円
			親、兄弟、知人、友人等からの借入 （内訳・返済方法）	万円
			日本政策金融公庫　国民生活事業 からの借入	万円
			他の金融機関等からの借入 （内訳・返済方法）	万円
運転資金	商品仕入、経費支払資金など （内訳）	万円		
合　計		万円	合　計	万円

8　事業の見通し（月平均）

		創業当初	軌道に乗った後 （　年　月頃）	売上高、売上原価（仕入高）、経費を計算された根拠をご記入ください。
売上高①		万円	万円	
売上原価②（仕入高）		万円	万円	
経費	人件費（注）	万円	万円	
	家賃	万円	万円	
	支払利息	万円	万円	
	その他	万円	万円	
	合計③	万円	万円	
利益 ①－②－③		万円	万円	

（注）個人営業の場合、事業主分は含めません。

（日本政策金融公庫　国民生活事業）

【　参考：日本政策金融公庫の創業計画書例　】

創　業　計　画　書

〔平成　　　年　　　月　　　日作成〕

お名前

1　創業の動機（創業されるのは、どのような目的、動機からですか。）

	公庫処理欄

2　経営者の略歴等

	年　月	内　容	公庫処理欄
経営者の略歴			
	過去の事業経験	□ 事業を経営していたことはない。 □ 事業を経営していたことがあり、現在もその事業を続けている。 □ 事業を経営していたことがあるが、既にその事業をやめている。 （⇒やめた時期：　　　年　　　月）	
	取得資格	□ 特になし　　□ 有（　　　　　　　　　　）	
	知的財産権等	□ 特になし　　□ 有（　　　　　　（□ 申請中　　□ 登録済　））	

3　取扱商品・サービス

		公庫処理欄
取扱商品サービスの内容	①　　　　　　（売上シェア　　　％）	
	②　　　　　　（売上シェア　　　％）	
	③　　　　　　（売上シェア　　　％）	
セールスポイント		

4　取引先・取引関係等

	フリガナ 取引先名 （所在地等）	シェア	掛取引の割合	回収・支払の条件	公庫処理欄
販売先	 （　　　　　）	％	％	日〆　　　日回収	
	 （　　　　　）	％	％	日〆　　　日回収	
	ほか　　　社	％	％	日〆　　　日回収	
仕入先	 （　　　　　）	％	％	日〆　　　日支払	
	 （　　　　　）	％	％	日〆　　　日支払	
	ほか　　　社	％	％	日〆　　　日支払	
外注先	 （　　　　　）	％	％	日〆　　　日支払	
	ほか　　　社	％	％	日〆　　　日支払	

人件費の支払	日〆　　　日支払（ボーナスの支給月　　　月、　　　月）

Part.4

11 返済計画を立てる

キャッシュフローを見て無理ない返済計画を考える

治療院開業では、資金調達の方法を考えることと同じくらい、借りた資金の返済計画を立てることが重要です。この点は、事業計画書上でも、実際に経営していく上でも、経営を安定させたり、資金繰りが破綻するリスクを抑えるといった点でも重要といえます。

返済金は治療院の利益の中から出すものです。

その上で、どれくらいの売上が見込めるか、そのうちどれくらいの額が利益として残るかを具体的・現実的に見積もります。

例えば月の売上を100万円と見込む場合、その根拠は何でしょうか。治療院の売上は単価と患者の掛け算ですので、月あたりどれくらいの患者が見込めるか、そのうち新規の患者はどれくらいで、リピートがどれくらいかといった数を、できるだけ正確に予想します。

経費については、治療院運営や治療を行うために日常的にかかる費用（家賃、光熱費、備品代など）があります。その他、長く使う設備を導入した際は、法律で耐用年数というものが決まっています。耐用年数によってその年に経費として計上できる金額（減価償却費）が変わります。そのため、初年度に内装費として300万円かかったとしても、その年に全額経費とすることはできません。

逆に、2年目以降は内装費の支払いがなくても、決まった額の経費を計上できます。また、初年度と比べて集患も安定しやすくなるため、経営の余裕も生まれやすくなります。

ちなみに各年（期）の純利益（税引き後の利益）と減価償却費を足したものをキャッシュフローといいます。分かりやすくいうと、手元にあり、自由に使えるお金のことです。この金額が返済金の原資となるため、融資担当者もキャッシュフローに注目します。当然、返済金がキャッシュフローを上回ると返済できなくなるリスクが高まります。返済期間が数年に及ぶ場合は、その期間のキャッシュフローがどう変わっていくのかを把握しておくことが大切です。初めて開業する場合、開業した年からの返済が無理がないかどうかを確認しましょう。

また、開業してから経営が軌道に乗るまでにある程度の時間がかかることは金融機関も理解しています。そのため、日本政策金融公庫の融資などには、融資から一定期間の返済が利息のみとなるものもあります。この期間を据置期間といいます。日本政策金融公庫の新規開業資金の場合、設備資金運転資金、ともに据置期間2年、となっています。元本の返済は、この期間が過ぎてからでよいということです。この期間を活用して、治療院経営を軌道に乗せることを優先的に考えましょう。

【 返済するお金はキャッシュフローから考える 】

〈月間の数値〉

売上①			600,000
売上原価②	材料費	鍼	10,000
		灸	3,500
売上総利益③（①ー②）			586,500
販売費・一般管理費④	一般経費	家賃・管理費	85,000
		駐車場代	8,000
		ガス代	2,500
		水道代	3,000
		電気代	12,000
		電話代	3,000
		関連団体会費	5,000
		その他	20,000
	広告費	インターネット掲載	1,000
	減価償却費		30,000
	小計		169,500
営業利益⑤（③-④）			417,000
営業外費用⑥	支払利息		4,000
計上利益（⑤-⑥）			413,000

（円）

利益＋減価償却費（413,000円＋30,000円＝443,000円）が今月のキャッシュフローです。ここから本人の生活費、国民年金、国民健康保険、税金などを引いた金額が借入金元本返済の原資や、新しい治療院を作るための積立になります。

減価償却とは

減価償却とは、10万円以上のものを購入した時に、減価償却資産のうち、本年分の経費になる金額です。
例えば本年、車を購入したとします。車は1年かぎりの消耗品ではないため、「使う年数に応じて少しずつ費用にすべきだ」、と考え、確定申告の際には費用を数年ごとに小分けにして計上します。ただし、支払いは当然その年に行うので、2年目以降は支払いがない状態となります。

Column

個人経営を選ぶ？　法人経営を選ぶ？

ほとんどの治療家は、最初は個人経営で開業します。ただし、自分で会社を設立し、法人として経営する方法もあります。

法人を設立するためには登記が必要となります。法人設立の登記には約24万円かかります。個人経営では所得税（住民税）が課税されますが、法人経営では法人税（法人住民税）が課税されます。所得税は超過累進税制であり、所得が増えれば増えるほど税率が上昇しますが（税率5%～45%）法人税では法人税率23.9%（中小企業では所得金額800万円以下の場合は税率15%）と固定であり、法人住民税を合わせても税率は30%超となります。つまり利益が多くなると（年利益1,800万円程が目安）法人経営にした方が節税となります。

金融機関などからの資金調達という観点から見ても、法人経営の方が信用を得やすく、有利になります。求人をする際も、個人経営より法人経営の方が信用度が高くなるため、応募者の数が増え、採用する人の質が上がりやすくなります。

また、法人にして人を雇う場合には、自分を含むスタッフの健康保険、厚生年金保険が適用となります。社会保険料の負担が増えるという点ではデメリットといえますが、自身も将来国民年金に追加して厚生年金を受け取ることで、老後の生活の安定につなげられるという点ではメリットともいえます。

事業が軌道に乗って利益が増えたら法人化を検討してみるのもよいでしょう。

法人経営のメリット	法人経営のデメリット
・金融機関から資金調達がしやすい ・社会的信用度が高い ・厚生年金保険がかけられる	・税率が固定されているので、利益が少ないと不利 ・設立時に費用がかかる ・社会保険の負担が増える

part. 5

開業の届出と開業後の経理・事務

Part.5

1 保健所に届出書を提出する

保健所に開業の届出書を提出する

開業に関する書類を届け出る先は2カ所あります。1つは保健所または保険センター、もう1つは税務署です。

まずは保健所（都道府県・東京都23区・政令で定める市では保健所、その他の地域では保険センター）への書類の届け出を見ていきます。

保健所への届け出にあたって準備するものは、業務に従事する治療者の免許証のコピー（届出時には原本も持参）と、治療院の見取り図です。これらを指定の開設届出書（p.112、113参照）に添付し、治療院開業から10日以内に届け出をします。

開設届出書は保健所や保健センターに置いてありますので、実際に出向いて入手します。多くの場合、保健所・保健センターのウェブサイトでも届け出用紙をダウンロードできるので、あらかじめ準備することもできます。各保健所・保健センターのサイトを確認してみましょう。

届出書には、開設者、治療院の名称（屋号）、住所、開設年月日、業務の種類および治療者の氏名、治療院の設備の概要などを書き込みます。また、治療院の所在地を表す略地図と治療院内部の見取り図を添付します。

治療院内部の見取り図には施術室、ベッド、待合室、消毒設備のほか、窓の面積や位置などを記入します。窓がなければ換気扇の位置を書きます。各条件を満たしていることがわかるように長さを記載しておきます。基準を満たしていない場合は提出時に指摘され、改善したり、追加で換気扇を設置するなど工事が必要です。

届け出をすると、数日後の平日に、担当者が治療院の実際の状況を確認するために来院します（地域によっては1年後という場合もある）。確認は壁などの長さを実際にメジャーなどで測って行われます。実際の内容と届け出た書類に相違点があって、法令基準を満たしていない部分がある場合は改善の指摘を受けます。改善した後に再び確認作業を受け、届け出が受理されます。

オートクレーブなどは、ディスポーザブル鍼を用いることで設置する必要性がなくなるケースが多いですが、保健所・保健センターによって判断が異なる場合がありますので、その他の器具・備品の設置なども含めて確認しておきましょう。また、構造設備基準により消火器の設置を求められる場合があります。

また、手指消毒設備の設置は法律で義務付けられていますが、具体的な内容までは記載されていません。簡易な設備としては洗面器と消毒液（オスバンやヒビテンなど）のセットで許可が下りることがあります。できれば、流水で洗浄できる設備を整えるのがベストでしょう。

先輩 Voice

保健所への開業届について対策はしましたか

- 保健所の対策として、鍼灸に関係のない、市販の開店・開業マニュアル本を読んでおいたことが非常に参考になりました。
- 学校の授業でも保健所への開業届の部分は学んでいたので、問題なく進められました。
- 保健所は開業から10日以内の申請、税務署は開業から1カ月以内の申請が必要なので、先に保健所に手続きに行きました。
- 開業のときと同じく、スタッフの変更、加入、退職、治療院を閉めるときも10日以内に保健所に届出書を出しますが、院長が変わる場合も一度廃止届出書を提出して、新たに開業届を出さなくてはいけないようです。身内の場合も同様で、身内から引き続いてそのまま治療を続けていたら保健所から注意をされました。
- 訪問担当者の本来の目的とは異なりますが、私は担当者から「開業に際して作成したチラシなどの広告物があれば見せてほしい」と言われました。広告規制の内容に準拠しているかどうかの確認で、もしそこに規制の範疇を越える内容が掲載されていれば使用を差し止められることになります。広告物を作る際は、下書きの時点で当該窓口へ出向いて、その可否を確認しておくほうが経費を無駄にすることが避けられますね。

↓

審査基準は各自治体や担当者によって差があるので、近くで開業している先輩の意見を参考にしましょう

[届出書の主な記入項目]

- □ 開設届出書
- □ 開設の年月日
- □ 治療院の名称
- □ 開業場所
- □ 業務の種類
- □ 治療者の氏名
- □ 構造設備の概要と平面図、略地図

提出までの流れ

○ 各自治体の保健所、保健センターでフォーマットを入手する

↓

○ 必要書類を開業後10日以内に保健所へ提出する（4月1日に開業した場合は、4月10日までに保健所へ）

↓

○ 後日、担当者が検査確認に来る（開業後の視察の際は事前に文書でも通知がある）

↓

○ 承認が下り、副本（控え）が返却される

【保健所への開設届出書の例】

自治体によってフォーマットは異なりますので、開業場所のフォーマットに沿って作成してください

余白に捨印を押す

提出日を記入
（開業から10日以内）

第1号様式（第1条関係）　　　　　　　　（表）

平成　　年　　月　　日

東京都北区保健所長　殿

個人開設の場合：個人印
法人開設の場合：法人の代表者印

個人開設の場合：開設者の自宅住所
法人開設の場合：主たる事務所の所在地

開設者　住　所

氏　名　　　　　　　　　　　　㊞

電　話　番　号　　（　　）
ファクシミリ番号　（　　）
〔法人にあっては、名称、主たる事務所の所在地及び代表者の氏名〕

柔道整復師法規定の施術所については、別様式があるため、記入の際にはこちらの様式を使用しない

施　術　所　開　設　届

施術所を開設したので、あん摩マッサージ指圧師、はり師、きゅう師等に関する法律第9条の2第1項の規定により、下記のとおり届け出ます。

記

名称には○○鍼灸治療院、□□あん摩マッサージ指圧院等、業務の種類を含めることが望ましいとされている

ビル名まで記載すること

開設届提出日より前の日付を記載すること（10日以内）

該当する業務の種類にチェックを入れること

1　名　　　称	
2　開　設　の　場　所	東京都北区 電　話　番　号　（　　） ファクシミリ番号　（　　）
3　開　設　年　月　日	平成　　年　　月　　日
の　種　類	□あん摩マッサージ指圧　□はり　□きゅう

5　業務に従事する施術者の氏名等

免許の種別	氏　名	目の見えないもの	交付者名	免許登録年月日	登録番号	確認欄
				年　月　日	第　　号	
				年　月　日	第　　号	
				年　月　日	第　　号	
				年　月　日	第　　号	
				年　月　日	第　　号	
				年　月　日	第　　号	

（日本工業規格A列4番）

免許の種別（あん摩マッサージ指圧、はり、きゅう）を記入すること

「厚生労働大臣」「東京都知事」等と記入すること

「あん摩マッサージ指圧」「はり」「きゅう」の免許のうち、複数免許を所有する場合については、それぞれ記入をすること

専用の施術室、待合室の面積をそれぞれ記入すること

窓の面積を記入すること

（裏）

6 構造設備の概要			
6-1専用の施術室	面　積	外気開放面積	換気装置
	㎡	㎡	有・無
6-2待合室	面　積	外気開放面積	換気装置
	㎡	㎡	有・無
6-3器具、手指等の消毒設備	実際に使用する消毒液の商品名を記入すること		

7 開設者の免許				
免許証の有無	交付者名	免許登録年月日	登録番号	確認欄
有・無		年　月　日	第　号	

8 施術日時	【記載例】月～金 ○時～○時、○時～○時 土 ○時～○時 日・祝 休み

9 注意事項

1) 該当する□の中にレをつけること。

2) 業務に従事する施術者免許証の本証を持参し、写しを添付すること。

3) 平面図を添付すること。

4) 開設者が法人の場合は、登記事項証明書及び定款（寄附行為）を添付すること。

引用元：東京都北区保健所「施術所・出張施術業　開設の手引き」

法人の場合は、免許証の有無は「無」となる

Part.5

② 税務署に届出書を提出する

税務署に事業開始の届出書を提出する

開業には保健所とは別に税務署への届出書も必要です。

届け出る先は自宅または治療院があるエリアの所管の税務署で、事業を開始した日から1カ月以内（提出期限が土日祝日にあたる場合は翌日）に、個人事業の開業・廃業等届出書を提出します。事業開始日は特に決まりはありません。治療院の営業を準備している段階でも届け出を受け付けてもらえます。

書類は国税庁のウェブサイトからダウンロードできます。届出書には、納税者（事業を始める人）の名前や屋号、開業する年月日、業務の概要などを書き込みます。所得の種類は、治療院経営の場合は事業所得となります。また、給料を払って雇う人の数や、給料の支払いを始める時期についても記入します。

ちなみに、届け出る治療院の名称を規制する法律はありませんが、「〇〇鍼灸医院」や「〇〇鍼灸診療所」など「医」や「診」という表記は使えません（p.132、133参照）。

また、都道府県税事務所に対して個人事業開始申告書の提出義務がありますが、開業して最初の確定申告をした際に個人事業税が発生すると、税務署から都道府県税事務所に課税の内容が通知されます。自分で提出しなくても、自動的に個人事業税の納税通知書が送られてくる仕組みなので、まずは税務署への届け出をします。

個人事業の開業・廃業等届出書は、個人事業主として税金を申告し、納めることを税務署に伝えるためのものです。申告の方法には白色申告と青色申告があります。節税効果が高い青色申告で納税するためには個人事業の開業・廃業等届出書とは別に青色申告承認申請書を提出しておく必要がありますが、青色申告承認申請書の提出期限は開業した月から2カ月以内と1カ月猶予があります。

都道府県税事務所は各市区町村にあります。詳細や不明点などがあれば納税地の都道府県税事務所をウェブで検索し、問い合わせましょう。また、市区町村によっては役場にも「個人事業開始申告書」を提出する場合があります。市区町村によって都道府県税事務所へ提出だけで済むこともあるため、この点も都道府県税事務所または市役所に問い合わせておきましょう。

治療院を持たずに往療のみで開業する場合は、保健所・保健センターに「出張施術業務開始届書」を提出します。この際に必要なのは、施術者の免許証のコピー（届け出時に原本を持参）と、開業する人の印鑑です。

また、もちろん往療のみでも「開業」なので、税務署への届け出は必要です。往療の場合、自宅が開業場所となるので、自宅のあるエリアを管轄する税務署に届出書を提出します。

【　個人事業の開業・廃業等届出書　】

税務署受付印

1	0	4	0

個人事業の開業・廃業等届出書

＿＿＿＿＿＿＿税務署長

＿＿年＿＿月＿＿日提出

納税地	住所地・居所地・事業所等（該当するものを○で囲んでください。） （〒　－　） （TEL　－　－　）
上記以外の住所地・事業所等	納税地以外に住所地・事業所等がある場合は記載します。 （〒　－　） （TEL　－　－　）
フリガナ 氏名	㊞　生年月日　大正 昭和 平成　年　月　日生
個人番号	
職業	フリガナ 屋号

個人事業の開廃業等について次のとおり届けます。

届出の区分 （該当する文字を○で囲んでください。）	開業（事業の引継ぎを受けた場合は、受けた先の住所・氏名を記載します。） 住所＿＿＿＿＿＿＿＿　氏名＿＿＿＿＿＿＿＿ 事務所・事業所の（新設・増設・移転・廃止） 廃業（事由） （事業の引継ぎ（譲渡）による場合は、引き継いだ（譲渡した）先の住所・氏名を記載します。） 住所＿＿＿＿＿＿＿＿　氏名＿＿＿＿＿＿＿＿		
所得の種類	不動産所得・山林所得・事業（農業）所得　〔廃業の場合……全部・一部（　）〕		
開業・廃業等日	開業や廃業、事務所・事業所の新増設等のあった日	平成　年　月　日	
事業所等を新増設、移転、廃止した場合	新増設、移転後の所在地	（電話）	
	移転・廃止前の所在地		
廃業の事由が法人の設立に伴うものである場合	設立法人名		代表者名
	法人納税地	設立登記	平成　年　月　日
開業・廃業に伴う届出書の提出の有無	「青色申告承認申請書」又は「青色申告の取りやめ届出書」	有・無	
	消費税に関する「課税事業者選択届出書」又は「事業廃止届出書」	有・無	
事業の概要 （できるだけ具体的に記載します。）			

給与等の支払の状況	区分	従事員数	給与の定め方	税額の有無	その他参考事項
	専従者	人		有・無	
	使用人			有・無	
				有・無	
	計				

源泉所得税の納期の特例の承認に関する申請書の提出の有無	有・無	給与支払を開始する年月日	平成　年　月　日

関与税理士

（TEL　－　－　）

税務署整理欄						
整理番号	関係部門連絡	A	B	C	番号確認	身元確認
0						□ 済 □ 未済
源泉用紙交付	通信日付印の年月日	確認印	確認書類 個人番号カード／通知カード・運転免許証 その他（　）			
	年　月　日					

届出書を提出する際は2部持って行き、1部を提出し、もう1部に受付印をもらって控えとして持ち帰ります。事業の開始、廃止などの事実があった日から1カ月以内に納税地の所轄税務署長に提出します。治療院の所在地が、国税を管轄する税務署だけでなく、住民税や事業税などの地方税を管轄する都道府県税事務所や市区町村役場に対しても、「個人事業開始等申告書」を提出します。

Part.5

3 確定申告について知る

確定申告の流れと白・青の違いを知る

事業を通じて利益を得た場合は、その金額に応じて所得税を納めます。確定申告は、そのための手続きです。

会社員の場合は、会社で税金を天引きする手続き（源泉徴収など）をしてくれるため、自分で申告書を書いたり税務署に出向くことは少ないです。そのため、新たに開業した人はこの作業に不慣れで、つまずくことがあります。仕組みや申告方法そのものは決して難しくありませんので、基本を押さえてしっかり申告しましょう。

まずは確定申告の流れについて見てみましょう。税金には、消費税、相続税、固定資産税などさまざまなものがあります。その中で、確定申告によって納税するのは所得税と復興特別所得税です。いずれも毎年、1月1日～12月31日までの1年間に得た所得を計算します。この期間中の売上、経費、所得（売上から経費を引いた額）と、控除（所得から引く額）、税額を計算して、翌年の2月16日～3月15日（土日にあたる場合は翌日）の間に税務署に申告書を提出します。治療院経営のように個人で事業を行っている人は必ず確定申告をしなければなりません（赤字の場合は不要）。申告をしなければ、故意・不意にかかわらず「延滞税」や「無申告加算税」といったペナルティが課されることがあります。

申告書には、白色申告と青色申告の2種類があります。違いは、まず白色申告の方が青色申告よりも提出する書類が簡素であるということです。白色申告の提出帳簿は、基本的には家計簿と同じようなもので、自分で月々の売上、経費などを計算し、納める税金の額を計算します。金額を申告書に記入したら、確定申告会場に持参するか、郵送するか、イータックス（e-Tax）という国税庁のシステムを使って申告します。

青色申告は、売上・経費を単式簿記または複式簿記という方法で作成し、申告書の他に損益計算書や貸借対照表といった決算書類を提出します。この作業は手間ではありますが、課税対象となる金額から、単式簿記で10万円、複式簿記で65万円の控除を受けることができます。※例えば課税される所得が300万円の場合、白色申告はその金額に税金がかかりますが、青色申告なら290万円または235万円に対しての税金がかかるということです（基礎控除などは考慮しない場合）。

また青色申告では、家族を従業員として給料を支払い、その額を経費とすることができます。さらに、事業の赤字を3年間繰り越すこともできます。控除額、経費、赤字の繰越は節税につながる3大要因です。なるべく青色申告をするようにしましょう。

青色申告
とは

青色申告を行うためには、業務開始をした日から2カ月以内に所轄税務署長に申請書類を提出しなければいけません。青色申告を行うつもりならば個人事業の開業・廃業等届出書と一緒に提出するとよいでしょう。その年の12月31日までに却下の通知が来なければ承認されたことになります。青色申告では、単式簿記または複式簿記という方法で管理するとともに、申告書の他に損益計算書や貸借対照表といった決算書類を提出します。

青色申告のメリット

- □ 事業専従者（家族従業員）への給与を必要経費に算入することができる（別途税務署への届出が必要）
- □ 青色申告特別控除として、所得から65※万円（単式簿記や貸借対照表がない場合は10万円）の特別控除が受けられる
- □ 最長3年にわたって赤字の繰り越しができる
- □ 30万円未満の減価償却資産は一括経費にできる

白色申告
とは

白色申告は、青色申告の申請を行っていない人が使用しなければならない申告制度です。開業してから何も申請を出さなければ、自動的に白色申告の扱いになります。白色申告は、簡易帳簿に支出内訳書を添付して提出します。これまで白色申告は所得の合計が300万円を超えない場合、記帳と帳簿書類（領収書など）の保管は義務付けられていませんでしたが、2014年から制度が変わり、白色申告でも簡易帳簿を付ける義務と保管の義務が発生しました。保管期間は法廷帳簿である収益帳簿は7年、それ以外は5年の保管が義務づけられています。したがって、これまでは開業後しばらくは白色申告を行って、利益が増えてから青色申告に切り替える人も多かったのですが、どちらにせよ帳簿は必要になってくるため、開業時から青色申告にしてもよいかもしれません。ただし、簡易帳簿は家計簿のような（簡易簿記）記帳なので、青色申告ほど細かな帳簿ではありません。

白色申告のメリット

- □ 青色申告ほど細かな帳簿をつける必要がないので帳簿付けの時間を短縮できる

※青色申告承認申請の提出をしないと、自動的に白色申告となる

※2020年以後は青色申告特別控除額が55万円となる（e-taxでの申告の場合は改正前と同じ65万円）

【確定申告の疑問あれこれ】

学生からそのまま開業治療家を目指している場合はもちろん、社会人経験のある治療家であっても自分で行おうとするとわずらわしく感じてしまう確定申告。分からないと言ってほうっておくと、延滞税が課せられてしまいます。

個人における確定申告の手順

青色申告をする場合でも白色申告をする場合でも、日ごろから帳簿に取引の年月日、相手方の名称、金額、事由を記載しておく必要があります。

1年に1回行う確定申告では、売上から経費を差し引いて算出した自分の「所得」を求め、所得金額から「所得控除額」を差し引き、「課税所得金額」を求めます。最後に、課税所得金額に税率をかけて、その年に収める所得税額を求める作業です。所得控除の項目には基礎控除（誰でも受けることができる控除）、医療費控除、社会保険料控除などがあります。前頁で紹介した通り、青色申告では青色申告特別控除という控除額があります。

確定申告の流れ（白色申告）

1. **その年の1月1日から12月31日までの売上額を合計する**
2. **光熱費、通信費、交際費など、必要経費を項目ごとに計算する**
3. **確定申告書類の手順に従って金額を記入する**
（医療費控除の領収書、生命保険料控除関係書類、社会保険料控除関係書類などを手元に準備しておく）
4. **記入漏れがないか確認して、郵送やオンラインで提出する**

経費とは？

経費とは、事業に関係のある支出のことです。つまり、治療院を運営するにあたってかかった支出を、確定申告の際に収入から経費を差し引いて税金の計算ベースとなる所得を算出します。

[経費算入を検討するべき項目例]

水道光熱費	水道代、電気代、ガス代など
地代家賃	賃料、共益費、駐車場代など
旅費交通費	学会時の交通費など
通信費	インターネット代、電話代など
修繕費	備品の修理費用など
一般消耗品	カルテ、待合室の本、雑誌など
治療材料費	鍼、もぐさ、テーピング用テープなど
広告宣伝費	名刺、パンフレット制作費用など

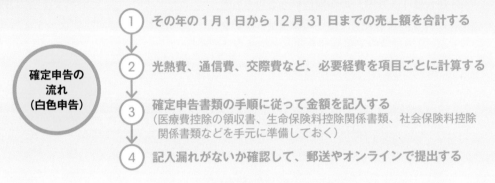

領収書は必ず必要か

確定申告に備えて帳簿をつけ、支出を経費として計上する場合は、領収書が必要です。ただし、領収書を紛失したからといって直ちに必要経費にすることができないわけではありません。領収書とレシートは基本同じなのでレシートでも可能です。ただし、レシートの場合は「誰から購入したのかわからない」という点が不明確なので、高額なものについては、領収書があったほうが無難です。また、レシートもない場合はメモ書きなどでもOKですので、「①いつ」、「②どこで」、「③何を買ったか」、「④いくら支払ったか」、を記載して、それを保存してください。そうすることで必要経費として計上できるケースもあるかもしれません。

例えば「学会のため電車を利用した」など、領収書が出ない支払いの際は、その日にそこに行って仕事をした、という事実があれば、領収書がなくても必要経費となります（領収書のない経費は出金伝票に内容を記入しておきます）。必要経費になるかどうかは、その支払いが事業に必要であったかどうかであり、領収書はその一つの証拠です。ただし、メモ書きばかりだと税務署も信用してくれず、必要経費にすることができない可能性はあります。

どんなものが「必要経費」になるのか

経費には、事業に関係があるかどうか曖昧なものも多々あります。

まず、自宅兼治療院の場合は、家賃（持ち家の場合、減価償却費）や電気代が必要経費になるのかどうか曖昧です。この場合、一般的には面積按分します。例えば、家賃が10万円とします。治療院部分が50㎡、自宅部分が70㎡とすると、必要経費にできるのは10万円×（50㎡ ÷120㎡）=41,666 円となります。電気代も同じ考え方で対応することができます。

また、往療で開業の場合は、車を使うこともあるかと思います。車に関しても、仕事で使っているがプライベートでも使っているという場合が多いかと思います。この場合も合理的な基準で按分します。よく行われているのは、「1週間のうち6日間仕事をしているから、7分の6を必要経費にする」という方法です。その他、走行距離で按分している人もいます。車に付随する費用（ガソリン代や車検費用）なども同様の方法となります。

また、交際費も必要経費となる場合がありますが、どこまで必要経費になるか判断が難しいところです。基準は事業と関係があるかどうかですが、明確な区切りは難しいです。その支出が必要経費になるかどうかは、「事業に必要であること」が証明できる必要があります。

必要経費になるものを入れ忘れていたり、必要経費にならないものを必要経費としてしまう、というミスを防ぐためにも、不安な場合は、税理士に相談するなど対策するのも一つの手です。

Part.5

④ 保険制度について知る

保険制度について理解し保険診療を行う

患者からの質問でよくあるのが「鍼灸治療は保険で受けられますか？」というものです。

まず鍼灸治療で保険が適用される疾患は、医師による適当な治療手段がない慢性的な疼痛、例えば神経痛、リウマチ、頚腕症候群、五十肩、腰痛症、頚椎捻挫後遺症などの6疾患です。これらは医師の同意書を患者に持参してもらうことで、保険が適用されます。

手続きの面でまず押さえておきたいのは、健康保険の給付制度には療養の給付と療養費の支給の2つあるということです。

前者は病院など保険医療機関で行っているもので、被保険者（健康保険に加入している人、患者）が治療を受ける際に、保険者（医療保険の運営主体のこと。医療保険には健康保険、国民健康保険、後期高齢者医療保険、共済保険、船員保険などの制度があり、保険者は被保険者によって異なる）が保険医療機関に給付します。例えば治療にかかった費用の3割を自分で支払い、残りは保険者から病院に支払われるといったケースです。

後者は鍼灸院を含む保険医療機関以外で行っているもので、基本的には患者が治療費全額を治療院に支払い、その後、患者が保険者に医療費を請求します。いずれも健康保険法に基づいた治療という点は同じですが、お金の流れが違います。

一般にほとんどの患者は医療費を請求した経験がなく、やり方も知りません。そこで、その手間を軽減するために、多くの治療院や鍼灸関連の協会・組合は、患者の代わりに請求する方法を取っています。これを「代理受領による委任払い」といいます。

代理受領による委任払いをする場合、患者に代わって治療院が保険者から療養費を受け取ります。所定の療養費請求用紙で患者から委任の印をもらい、請求と療養費を受領する権利を引き継ぎます。

しかし、保険申請の手続きに必要な療養費支給申請（医療機関が保険者に請求する医療報酬の明細書）の処理や、請求に関わる準備、記載内容のチェックをすべて、院長一人で行うのは現実的ではありません。そこで、日本鍼灸師会や全日本鍼灸マッサージ師会などの職能団体や、保険取り扱いの窓口機能に特化した協同組合やNPO法人に加入すれば、療養費支給申請の方法を教えてくれたり、会員専用の療養費支給申請用紙を使って手続きすることができます。※

また、鍼灸師賠償責任保険に加入できたり、団体を通じて保険者に申請できたり、医師の同意書を得るためのアドバイスが受けられるといったメリットもあります。

保険診療のしくみ（療養費）

償還払い

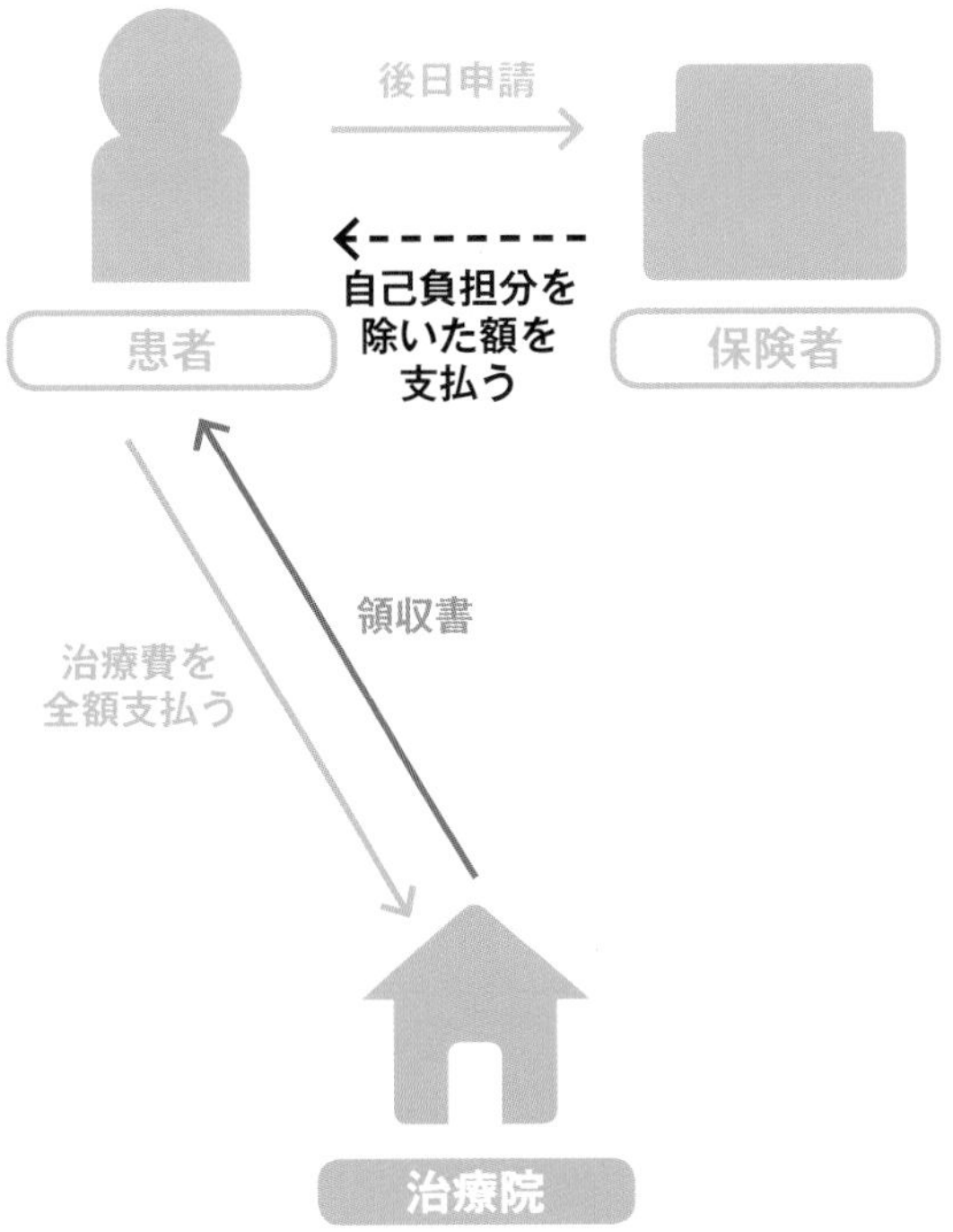

※2019年1月1日より、受領委任制度が開始された。詳細は、厚生労働省の「はり師、きゅう師及びあん摩マッサージ指圧師の施術に係る療養費に関する受領委任の取扱いについて」を確認のこと。

代理受領による委任払い

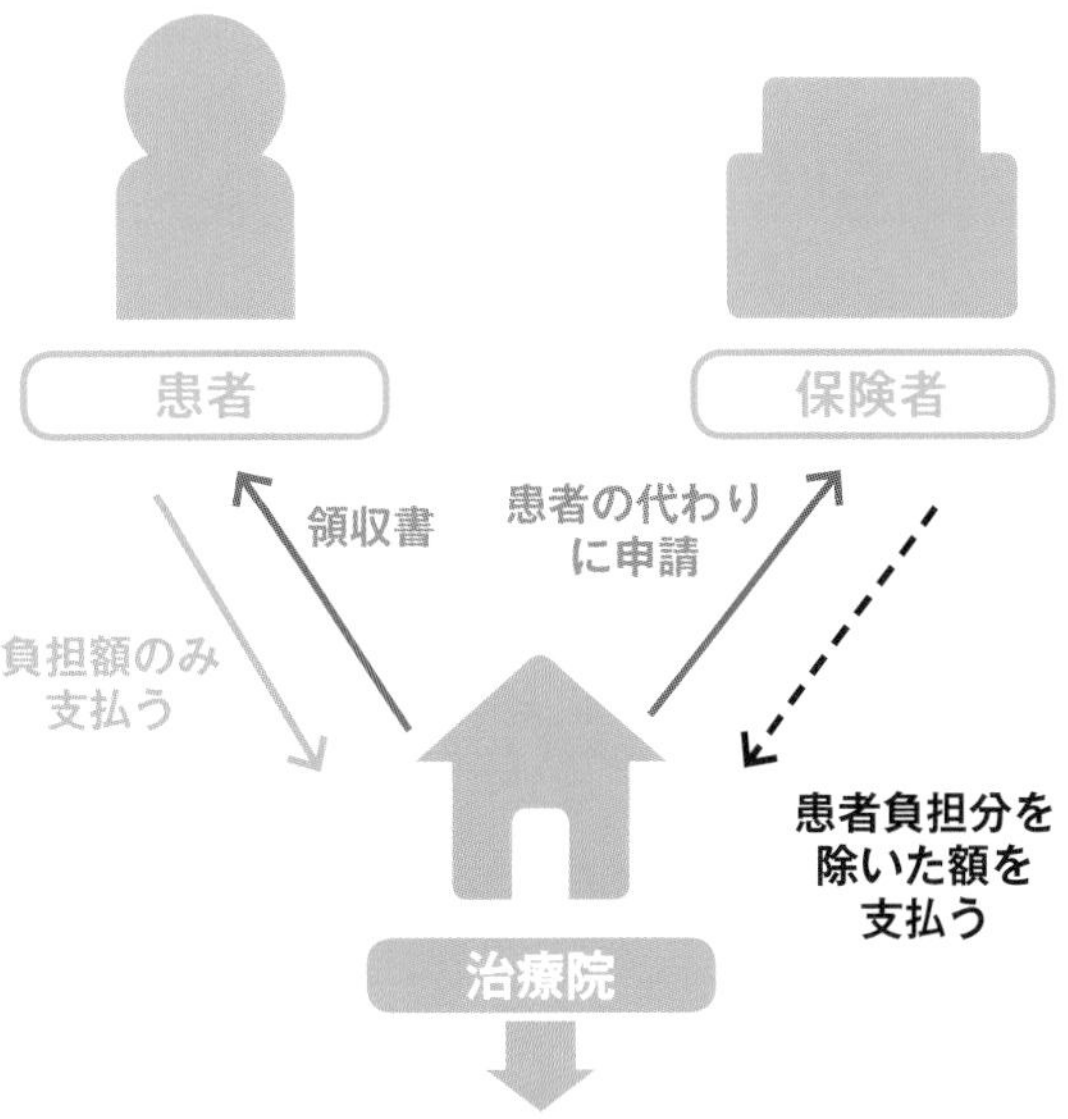

代理受領による委任払いを行うには、保険者への申請の他、地域への届け出が必要。鍼灸師会へ加入すれば、保険者への申請の手続きなどの情報が入る。現在、代理受領による委任払いを受け付けていない保険者もあるので確認が必要。

Keyword

保険者

医療保険の運営主体のこと。医療保険制度には、健康保険、共済組合、船員保険、国民健康保険、後期高齢者医療保険などがあり、健康保険には、全国健康保険協会管掌健康保険（協会けんぽ）と、組合管掌健康保険（組合健保）があります。それぞれの制度によって、全国健康保険協会、健康保険組合、共済組合、市区町村、後期高齢者医療広域連合などが保険者になります。

被保険者

健康保険に加入し、病気やけがなどをしたときなどに必要な給付を受けることができる人のこと。したがって、患者は保険治療を受ける被保険者となります。被保険者がどの健康保険事業主体に所属しているかは、保険証に記載があります。

同意書

保険者に申請をする際に医師からの同意書が必ず必要なため、患者は医師から症状に対しての治療同意書を受けてから治療院にかかるように指導されています。

Part.5

5 治療院用の口座を用意する

治療院の口座を作り お金の出入りを管理する

確定申告の作業を簡素化したり、治療院の経営状態をしっかり管理するためには、自分の銀行口座とは別に、治療院の名義で口座を作っておきましょう。

そもそも個人事業には事業主（自分）に給料を払うという考え方がなく、事業を通じて得た所得が事業主のものとなります。理由は、自分への給料を認めてしまうと、給料（経費）を多くして利益を減らし、納税額を少なくすることができてしまうためです。とはいえ、事業主も生活費が必要ですから、治療院で得た利益を生活費として引き出すはずです。残高が少なくなってきたときに自分の口座から入金することもあります。そのやり取りを管理しておかないと、治療院経営でいくら利益が出ているか把握しづらくなり、治療院で使ったお金と自分が個人として使ったお金の区別ができなくなります。

そこで便利なのが、治療院の屋号（治療院名義）の銀行口座です。

金融機関によって手続き方法は異なりますが、店舗があるメガバンクなどの場合、一般的には金融機関の窓口で屋号の口座開設を申し込むことができます。

自宅や治療院近くの店舗でしか口座が作れなかったり、申し込みから開設まで1週間程度時間がかかることもありますので、詳しくは銀行に問い合わせてみましょう。

ネット銀行の場合はインターネット上で申し込みをします。ネット銀行の場合も銀行ごとに手続き方法が異なりますが、大まかな流れとしてはウェブサイトから口座開設の書類を取り寄せて、必要な書類を揃えて郵送で申し込みます。必要な書類は開業届ですが、不要な場合もあります。また、あらかじめ個人用の口座を開設しておくといった条件が設定されていることもありますので事前に確認しましょう。

いずれの場合も、口座名は屋号と自分の名前が併記されたものになるケースがほとんどです。

もし、治療院で販売する商品などの仕入れ先や支払先など対外的な付き合いが発生する場合は、屋号が記されてることで事業内容が伝わりやすくなりますし、治療院としての信頼にもつながります。

個人名がない屋号のみの口座を作りたい場合は、ゆうちょ銀行の振替口座を作ることができます。振替口座は送金や決済の機能に特化した口座のことで、総合口座のように利息はつかず、通帳もありません。自分用の生活費を引き出したり、治療院の資金として入金するといったお金の出し入れについては、オンラインで手続きできます。

複数口座でのお金の管理方法

自分の生活費については、月に一度、決まった日に事業用口座から個人口座に移動させる習慣をつけましょう。事業用口座から生活費を引き出しても問題はありませんが、帳簿の記載が増えて煩雑になるおそれがあります。帳簿上は、生活費を事業用口座から個人口座に移動させたときは「事業主貸」、逆に、運営費が足りず、個人口座から治療院の口座に振り込んだ場合は「事業主借」として処理します。

個人名口座の銀行口座

- □ プライベートの出入金
- □ 国民年金の保険料、国民健康保険料はこの口座から支払う

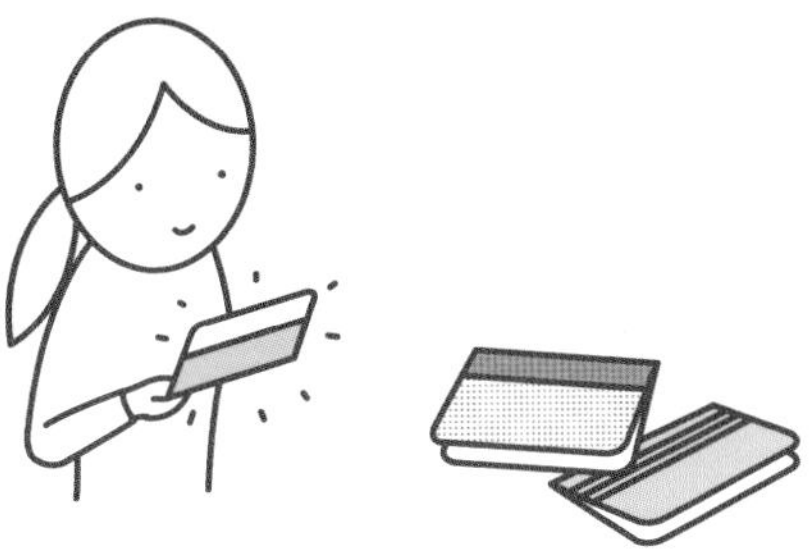

治療院の屋号の銀行口座

- □ 患者からの支払いは事業用の口座に入金することを徹底し（できれば受け取ったものは毎日入金する）、生活費がすぐに必要だとしても、一度事業用の口座に入金し、直接個人口座に入金しないほうがよい
- □ 治療院の家賃や光熱費などの経費の引き落としは、事業用の口座で処理する

↓

事業用口座はなるべく１口座とし、お金の流れを単純化しておくと、帳簿の管理が簡単になる

［屋号名義の口座開設に必要なもの］

- □ 本人確認書類
- □ 印鑑
- □ 開業届出（原本・またはコピー）
- □ 屋号を確認できるもの（ウェブサイトのコピーや公共料金の支払い明細など）

〈注意〉

- ・口座名が「屋号＋本名」となる銀行もあるので注意
- ・すでに個人口座を開設している場合には、屋号付き口座の開設が難しい金融機関もある
- ・口座開設にお金が必要な場合がある

Part.5 6

領収書を準備する

領収書を発行する際のポイントを押さえよう

領収書は、モノ・サービスを購入したことを表す公的な証明書です。必ず領収書を発行するようにしましょう。医療の場合、患者は治療代の領収書を使い、確定申告時に医療費控除を受けることができます。

領収書は、保険分合計および一部負担金、保険外の金額の内訳がわかるものであることが重要です。つまり、どんな治療をしたか、その治療のうち保険が適用される（されない）のはどの部分かを区別して記載するということです。

鍼灸治療院が発行する領収書は、原則として医療費控除に使えますが、治療内容によっては使えないこともあります。例えばリラクゼーションに近い治療や、疾病予防、健康増進を目的とした治療などは使えません。

発行に関するやりとりとしては、領収書は原則として再発行できないという点がポイントです。理由は、再発行された領収書で経費を二重に計上したりするのを防ぐためです。患者が領収書を紛失したり、そのせいで医療費控除が受けられなくなるといったケースも考えられます。要望があっても、気軽に再発行に応じないように注意しましょう。手渡し時に再発行できないことをきちんと伝えておきましょう。万が一再発行する場合は「再発行」と朱記するとよいです。受付や領収書内にその旨を記載しておくのも1つの手です。また、日付も必ず記入することも大切です。

領収書とは別に患者から治療の明細書を求められることもあります。明細書は領収書とは別の物で、何にいくらかかったかを明らかにするものですので、求められた場合は必ず発行します。その場合は、明細書の発行費用は実費として受け取ることができます。一般常識に照らして妥当と判断できる範囲で発行料金を設定するようにしましょう。

治療院で発行する領収書についてもう1つ特徴的なのは、収入印紙がいらないことです。一般的な買い物などでは5万円を超えると収入印紙が貼られます。しかし、鍼灸院は病院と同じ扱いで、営業組織ではないと認定されているため、収入印紙は不要です。ただ、収入印紙がいらないのはあくまで治療費のみです。院内で販売している商品などを購入し、その額が5万円を超えた場合は収入印紙を貼る必要があります（5万円以下は非課税）。

また、領収書を発行すると、自身の手元にも売上の実績が残るため不正のない正しい税申告ができます。できればレジを準備して会計を行いましょう。

領収書の例

領　収　書

年　　月　　日

様

金 8,000 円

但 治療代として

上記正に領収致しました

内訳

税抜金額

消費税等（　　%）

〇〇治療院

〒 000-000

〇〇県〇〇市〇〇区 0-0-00

TEL：00-0000-0000

明細書の例

明　細　書

年　　月　　日

〇〇治療院

〒 000-000

〇〇県〇〇市〇〇区 0-0-00

TEL：00-0000-0000

様

品名	数量	金額
美顔鍼	1 回	6000 円
お灸	1 カ所	2000 円
合計		8000 円

Point

- 領収書はできるだけ発行すること
- 明細書は求められたら領収書に追加して発行すること
- 原則、領収書の再発行はしない
- 院内で販売している商品について 5 万円以上の領収書を発行する場合は収入印紙を貼る

Column

開業に適した時期とは？

ゆくゆくは開業を考えているが、現在は治療院に勤務しているという人も少なくないでしょう。いつ開業するべきなのか。年齢や資金面、自分の治療技術の熟練度など、さまざまな角度から、退職の時期を検討していく必要があります。ただし、今の治療院の環境や、任されている治療内容に満足していたり、尊敬する師匠のもとでもっと実力をつけたいと思えているならば、それはとても恵まれたことです。開業をすれば、治療以外にも経理、営業面などやらなくてはいけない仕事は増えます。開業のプラス面ばかりではなくマイナス面も踏まえたうえで、いつ独立に踏み切るかを決断しましょう。

退職にあたっては、引継ぎや新しい人員の雇用など準備があります。突然言い出すのではなく、開業の意向が決まった段階で、院長や先輩には素直に相談しておき、正式には半年～1、2カ月前に伝えるようにしましょう。また、自分が担当する患者に近々独立することを伝えて来院を促したり、近い場所で似たコンセプトの治療院を開業することは、トラブルにつながります。業界は広いようで狭いです。もし可能ならば、辞めたあとはどんな場所で、どんなコンセプトで開業する予定なのかも勤務先に理解してもらったうえで、今後もよい関係をつなげていけるのがベストです。

〈退職後の主な手続き〉

住民税

[1～4月に退職した場合]
給与から天引きされている場合、一昨年前の所得に対する住民税を払い終えていないので、退職時の給与から天引きされるか、退職後に個人納付します。
[5～12月に退職した場合]
退職月までは給与天引きで、退職後は個人納付します。

健康保険

退職後はそれまでの健康保険の適用ができなくなるので、国民健康保険に加入するか、在職中に加入していた健康保険の任意継続手続きを行う必要があります（退職する会社に継続して2カ月以上加入していれば、2年間は継続できます）。

part.6

その他の開業準備

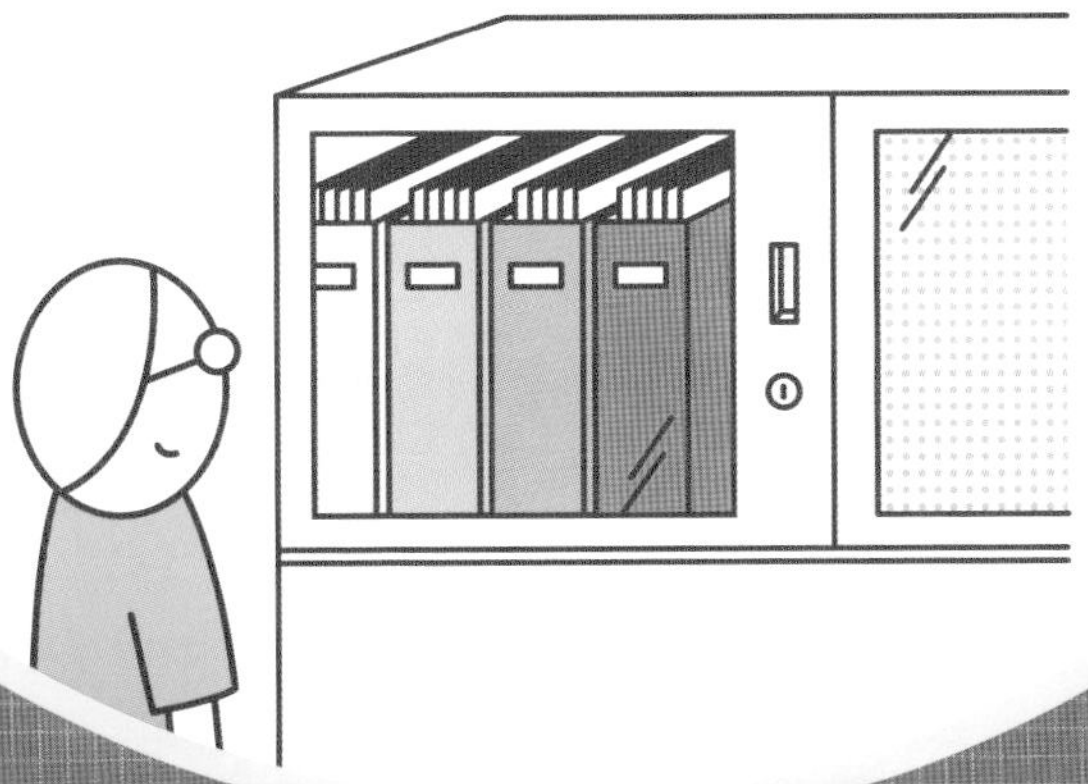

Part.6

1 宣伝の工夫

治療院の宣伝は工夫が必要

治療院経営を軌道に乗せるには、まず治療院の存在や特徴を多くの人に知ってもらう必要があります。そこで重要となるのが広告や宣伝です。

鍼灸院、接骨院、マッサージ院が宣伝・広告できる内容は、あはき法の第7条にて制限をされています。

第7条では、鍼灸師やマッサージ師であること、治療院の名称・電話番号・所在地、営業日や営業時間、保険が使えることなどは記載できますが、「治る」「よくなる」といった効果を謳うことはできないとされています。これは治療効果が出なかった場合、誇大広告と捉えられてしまうためです。実際に「肥満解消」、「免疫機能の向上」といった具体的な治療効果についても薬事法に抵触するため宣伝できません。また、保険が使える旨を掲げる場合、すべての施術が保険適用だと誤解を与えない表現になるようにする必要があります。

宣伝の制限は非常に厳しく、違反した場合は罰則があるので注意しましょう。

限られたメディアでも鍼灸院を上手くアピール

広告に関する規制はありますが、例えば新聞や雑誌広告でのＰＲはＮＧでも、雑誌の取材を受けることは宣伝にならないとされています。ポスターやパンフレットについては、院内で掲示・配布するものであれば宣伝にならないとされています。パンフレットとeメールについては、患者のリクエストに応じて配るものであれば厳しく制限されることは少ないです。治療内容についてはウェブサイトでなら今のところは記載可能です。うまくメディアを活用していくことが戦術となるでしょう。

ただし、ウェブサイトなどを使う場合も、病院であるという誤解を与えるかもしれない文言は法令違反となる可能性があります。「治す」、「医療」、「専門医」といった言葉は患者に誤解を与える恐れがあります。雑誌や新聞の取材を受ける、ラジオ出演を依頼されるなど、メディアに出演する場合も、表現方法や使用する単語など、誤解を与えないよう十分注意が必要です。

なぜこのように厳しい広告規制が定められているのでしょうか。それは、利用者である患者の利益を守るためです。例えば確実な効果があるような書き方をすると、効果がなかった患者は納得できません。すべての治療で保険が使えるような書き方をすると、自費負担の治療を受ける患者が混乱します。経営という視点で見るとできることが限られ、集患面で不利なように感じますが、患者を守るためには必要不可欠なものと捉え、ルールの範囲内で自院をアピールしてください。

主な広告、露出

電話帳

電話帳は、ネットを使わない中年・高齢層を中心にまだまだ活用されています。調べる段階で、実際の来院につながりやすいというメリットも。地域密着型の場合は特に活用できます。

ウェブページ

ウェブページの設置は今や最低限必要なPR法。自分で設置すれば費用はゼロですが、集患力は弱くなるかもしれません。どれくらい価格や手間がかかるかは、クオリティ次第ですが、ターゲット層に合ったものを作り込めば、効果は絶大。

ウィンドウ装飾

ドア・ウィンドウなど　ガラス面の装飾をしている治療院も多いです。一目で文字情報が飛び込んでくるので分かりやすいのが特徴。窓ガラスにシートを貼った、簡単なものならば費用は1万円～3万円程度。

A型看板

入口の脇に設置するスタンド看板は、通りがかりの人に治療メニューを知ってもらうのに最適。簡単に移動できる点でも利便性は高いと言えます。費用は種類にもよりますが、4000円～1万円程度。

袖看板

建物の外壁に取り付ける袖看板は、通行人や自動車からも見やすく、遠くからも見えるので、建物の目印にも役立ちます。制作費と取付費で5～10万円程度。マイナス面は手入れが大変なことです。

ティッシュ広告

ティッシュ広告は、通行人に配って集患を促すPR方法。広告印刷代を含めたポケットティッシュ1個あたりの単価は3～15円程度。配布するのは大変なうえに、事前に配布道路を監督する所轄の警察署長の許可が必要なので、治療院に置いて、来院者のノベルティにするのが無難です。

新聞折込み広告

新聞への折込み広告は地域住民への効果が高いです。掲載料は配布する地区やサイズによって異なりますが、B4サイズならば1枚3円程度で、1万枚なら3万円くらいです。これに印刷費がプラスされます。

ラジオ出演

ラジオは自動車での移動が多い地方では特に効果的なメディア。出演することができれば、費用をかけずに、大きなアピールにつなげられます。ユニークな治療院であればラジオ局から声がかかるかもしれません。

駅ポスター

通勤するサラリーマンや主婦層をターゲットにするならば、駅の看板を活用する方法もあります。料金は設置する沿線や駅、また看板の種類によってさまざまです。一例として、ポスターの場合、1週間で1万円～5万円としているところもあります。

※広告に関しては「あん摩マツサージ指圧師、はり師、きゆう師等に関する法律」により広告できる項目が限られています。

Part.6

② ウェブの活用

ウェブサイトとSNSで集患率を高める

現在はインターネット環境が整備されているため、検索サイトを使って治療院を探す人が増えています。今や、治療院経営にウェブサイトは必須といえるでしょう。

サイト制作のポイントは、サイトを見る患者にとって分かりやすいかどうか、そして、治療院のコンセプトを打ち出せているかどうかです。

鍼灸にはさまざまな専門用語があります。治療家は意味を分かっていても、一般の人は知らない用語も多々あります。そのため、患者の目線で内容が把握できるかどうかを考える必要があります。

分かりやすさという点では、サイトのデザインや構成も重要です。せっかくサイトに辿り着いても、知りたい内容や情報が見つけづらければすぐに別のサイトに移ってしまいます。例えば「肩こり」と「鍼」というワードで検索し、サイトにくる人が多いのであれば、肩こりがある人に向け、治療の内容がすぐに分かる動線を意識します。

ウェブサイトの制作にはある程度の専門知識が必要なため、自分で作るよりも制作会社に任せるとハイクオリティなサイトに仕上がります。また、コストはかかりますが制作だけではなく管理も任せれば、サイトの運営の手間から解放されます。他にも、地域内に複数の治療院がある場合、検索エンジンで上位に表示されるための工夫（SEO対策）も重要です。さらに最近はスマートフォンで検索する人が多く、スマートフォンで快適に閲覧できる必要もあります。こういったメンテナンスも専門技術が必要なので、制作会社に一括して依頼したいところです。

ウェブサイトは予約受付の場としても活用できます。特に1人で経営する場合、治療中は予約の電話が受けられないこともあります。そんなとき、インターネットの予約システムを導入しておけば、その業務を簡素化できます。

SNSの活用も検討してみましょう。例えばウェブサイトの他にFacebookなどで情報を発信することは、患者とコミュニケーションを深めるためにも有効な手立てです。今後、初めての患者に治療院を身近な存在として感じてもらうために、SNSは大きな武器となります。患者との距離を近づける有効なコミュニケーションツールになりますし、やり取りの中で予約を受けることもできます。外出先でも患者からのメッセージを受け取れます。例えばLINEには複数の人に向けてメッセージを同時配信できる機能もあります。各種SNSが持つ機能をよく比較検討して自院の発展に役立つものを導入しましょう。

ウェブサイトの制作

インターネットを通して情報を得る人が増えている今、治療院が自院のウェブページを持つことは必須です。自身で作ることもできますし、制作会社に頼んで、イメージ通りに作ってもらうのもよいでしょう。業者に頼む場合は、患者に伝えたいこと、治療院のコンセプトを明確に伝えることが大切です。

制作したウェブページを公開するには「サーバー」が必要です。レンタルサーバーは、無料のものと有料のものがありますが、無料のものはページに広告が出るものも少なくありません。治療院のホームページに他社の広告が出るのはマイナスなので、広告が出るレンタルサーバーは、避けたほうがよいです。

また、検索結果を意識して、あるワードで検索された際に上位に表示されるように工夫して作る「SEO（Search Engine Optimization）」を意識することも大切。ターゲットとなる患者層に検索してもらうには、どのようなキーワードを盛り込むとよいかなど、ウェブページ制作会社にアドバイスをもらうのもよいです。

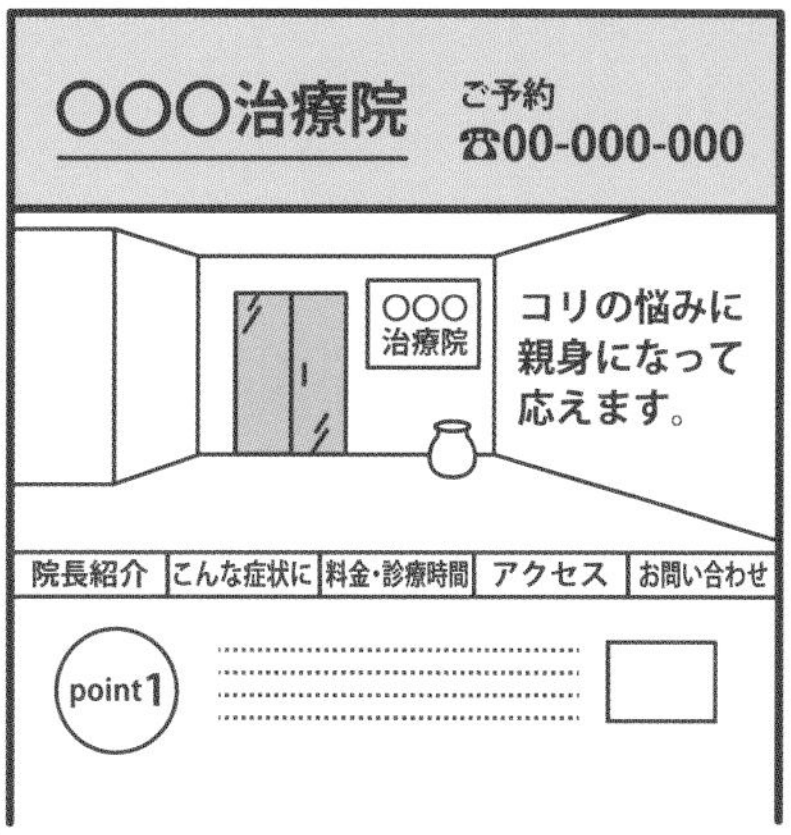

SNS活用のメリット

SNSは新しいツールがどんどんと開発されていますが、今のところユーザーが多いのは、twitter・Facebook・Instagram・LINEです。twitterやFacebookはすぐに患者に情報が伝わりやすいため、予約が急にキャンセルになった場合など、予約可能時間を更新してアピールしたり、健康に対する豆知識や日常の情報を広めるのも集患への効果が期待できます。またFacebookはtwitterに比べ、入力できる文字量が多いため、キャンペーンの告知などに利用してもよいかもしれません。

LINEは親しい間柄でのコミュニケーションに特化されていますが「LINE@」というシステムを使うと、不特定多数への情報配信も可能です。「友達登録をすると、患者から気軽に予約の問い合わせが来る」という声もあります。

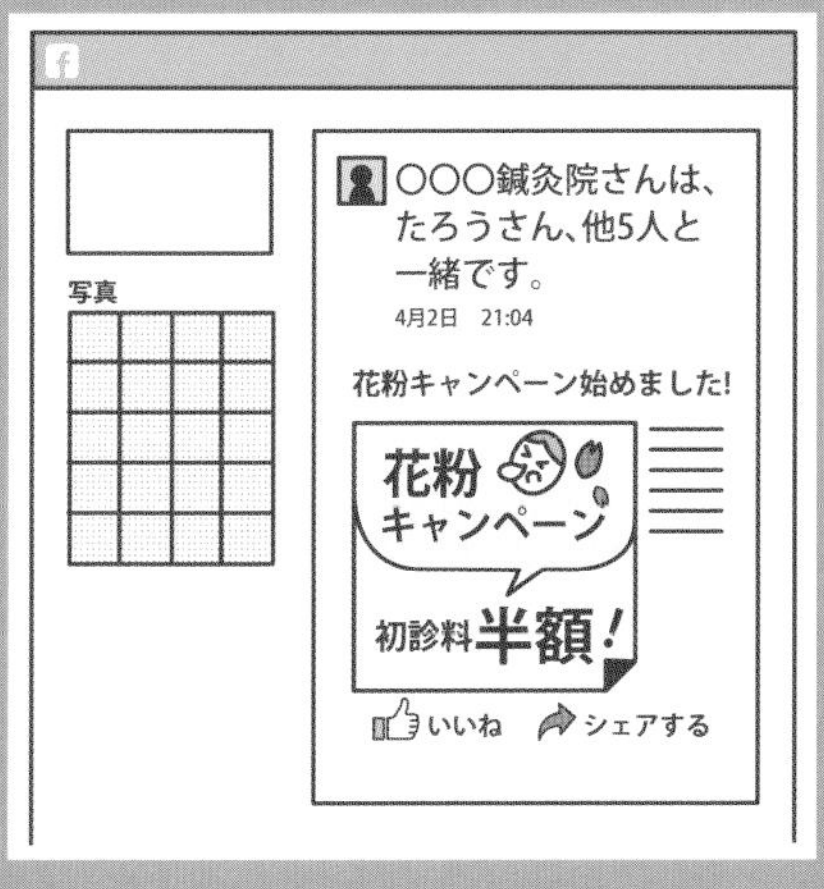

Part.6 ③

治療院名の決め方

治療院名は覚えやすく検索しやすいことが大切

治療院は、保険医療機関ではありません。そのため、一般の人から見て病院と混同する可能性がある屋号はつけることができません。例えば「○○診療所」、「○○鍼灸医院」、「○○はりクリニック」などはＮＧです。

また、「治療院」という屋号をつけることも、保健所や保健センターの判断によってＮＧとなる可能性があります。現行の法律では禁止されていませんが、治療院だけでは鍼灸の治療をしていることが分かりづらいためです。この点は地域差がありますので、保健所や保健センターに確認してみましょう。

多くの人に治療院を認知してもらうという点においても屋号は重要です。というのは、患者（見込み患者）にとって覚えやすく、分かりやすい名前の方が集患に有利となる可能性が大きいからです。

例えば屋号に「鍼」や「灸」といった単語が入っていれば、一目で鍼灸の治療院なのだとわかります。集患するためにはまずここに鍼灸をやっている場があることを知ってもらい、記憶してもらうことが大切です。

また、患者がインターネットの検索エンジンを使って治療院を探す際にはおそらく、地名や症状のほかに、「鍼」、「灸」といったキーワードも打ち込みます。検索サイトの表示はこれらキーワードを手がかりにしますので、その点でもできるだけ屋号に鍼や灸などを入れておきましょう。

その視点から考えていくと「○○鍼灸院」という屋号がオーソドックスといえますが、堅苦しく感じる患者もいるかもしれません。初めて鍼灸を受ける人でも身近に感じたり、行ってみようかなと思えるような名づけの工夫も必要です。例えば屋号の一部を平仮名にするといったことが考えられます。また、自分の名字や名前などを屋号にする場合で、名字に難しい漢字を使っていたり、変わった読み方をする場合も平仮名にするのがよいといえます。長い屋号も検索するのに手間がかかったり、覚えられない可能性もあるため、集患面で不利になりやすいでしょう。

ときにオリジナリティも求められる

近くに似た名前の治療院や医療機関がないことを調べる必要があります。よくある名字を屋号にすると別の治療院と間違われる可能性があります。

また、同じ院名や似た院名が多いほど、検索サイトで上位表示されるのも難しくなります。近所に住む人が治療院の屋号で検索した結果、まったく別の県にある同名の治療院が検索されることもあります。シンプルかつ個性的な治療院名が理想的と言えるでしょう。

【治療院名の考え方】

治療院名は、覚えやすく、コンセプトに合っていることが重要です。また、肝心なのが類似の名前の治療院が近隣にないこと。似た名前の鍼灸院を開業すると、患者が混乱するばかりでなく、既存の鍼灸院にも迷惑がかかります。

苗字　鍼灸院　名前　鍼灸院　ex）高橋鍼灸院、サトウ治療院

院長の名前を覚えてもらいやすく、最もスタンダードな治療院名です。個性的な名前の場合はそれだけでインパクトの強いネーミングになります。よくある苗字、名前の場合は近くに同じ治療院名がないかどうかインターネットで検索してみてください。

地域　鍼灸院　ex）しながわ鍼灸院、西区はり灸院

地域に根差し、長く開業していきたいならば、市の名前や近隣の駅名などを使うとシンプルで覚えてもらいやすいです。ただし、同じ名前の治療院が先に存在する可能性が高いです。患者が混乱しないように工夫する必要があります。

自身が好きなもの　鍼灸院　ex）さくら治療院、グリーン鍼灸院

草花、星座、宝石、色など、自分が好きなものを院名とするパターンもあります。ただし、窓口で由来を説明したり、由来を解説する書類の提出を求められる場合もあります。

イメージのよい単語　鍼灸院　ex）なごやか治療院、ぽかぽかマッサージ院

「わくわく」「さわやか」などの自身がイメージしている治療院を表す単語を用いるケースもあります。こういったネーミングの治療院もすでに多数ありますので、同じ治療院名がないか確認が必要です。

Point **見た目だけや語感だけの印象で選ばず、ある程度絞ったらひらがな、カタカナ、漢字、文字の入れ替えとパターンを変えてみてください。また、治療院名を口に出してみて、言いづらくないか、覚えづらくないか、実際に言ってみて恥ずかしくないかもしっかり確認しておきましょう。**

その他の工夫

●治療院とわかる単語を入れない、順番を変える

○○鍼灸院、○○あん摩マッサージ指圧院、など、業種が分かる単語を入れた方が好ましいですが、単語だけでも問題はありません。また、他の治療院と一緒にならないように「治療院＋名前」「鍼灸＋自身が好きなもの」のように順番を変えるなど、工夫をしている治療院も多く見られます。

●個性を重視して考える

鍼をもじって新しい造語を作る、「鍼灸院・治療院・はりきゅう所・治療所・治療室・はり灸マッサージ院」などの言葉に代わる新しい単語を使う（○○ルーム、○○サロン、○○処）、専門治療院ならば部位を入れるなど、ネーミングには幅広い選択肢があります。ただし懲りすぎるとエステ店に間違われたり、何の店かわからなくなってしまった、ということもあるので注意が必要です。

Part.6 ④

治療価格の決定方法

価格設定の基本的な考え方を覚えよう

治療料金は治療院経営を左右する大きな要因です。

基本的な考え方は3つあります。まずは競合の料金設定を基準として決める考え方です。多くの患者は料金を重視し、複数の治療院を比較するので、競合よりも安ければ患者に対して強く訴求し、集患への影響も大きくなるでしょう。周囲との兼ね合いで料金設定をする場合、どこを（誰を）基準にするかによっていくつかの方法に分かれます。まず、全体的に周囲の料金と合わせる方法で「市場価格追随法」などがあります。周りと料金が同じであれば、高いという理由で敬遠される可能性も抑えられます。評判がよい治療院、人気がある治療院の料金と同じにする「プライスリーダー追随法」や、あえて周りとの差は考えずに、鍼治療の昔からの料金設定を踏襲する「慣習価格法」もあります。この場合は料金面での競争力は低いですが、値下げ競争に巻き込まれるリスクが抑えられます。

価格設定の基準の2つめは、治療にかかるコストを基準として決める考え方です。具体的な方法としては、治療院の年間の運営費用を計算し、その上に必要な利益を加えます。その額を年間の営業日数で割って1日の目標売上高を計算し、1日の予想患者数で割る「コストプラス法」。料金が患者に受け入れられ、1日の予想患者数が達成できれば、利益も安定的に確保できます。

または、固定費と変動費から損益分岐点を計算し、その上に必要な利益を加えて決定することもできます「目標利益法」。損益分岐点の計算式は、損益分岐点＝固定費÷（1マイナス変動費÷売上高）です。その金額を年間の売上目標額として、年間営業日数で割り、予想患者数で割ります。

この場合、固定費・変動費に大きな変化がなく、1日の予想患者数が達成できれば利益が安定的に確保できます。

価格設定の基準の3つめは、マーケティング戦略を基準とする考え方です。ひと口に治療院経営と言っても、開業する場所や商圏によって条件が異なります。それらマーケット（市場）の環境などを踏まえて料金面での競争力を高め、さらなる市場開拓をするのがこの「価格差別法」です。具体的な方法としては、患者の属性などによって料金を設定します。例えば学生料金やシルバー料金を設定して、特定のマーケットを囲い込むケースなどです。また、あえて高い料金に設定し、プレミアをつけることもできます。これは高級ブランドなどが取り入れている方法で、高品質なサービス（技術・環境）を提供するならば、比較的裕福な層を取り込めますし、利益率も高くなります。

価格の決め方

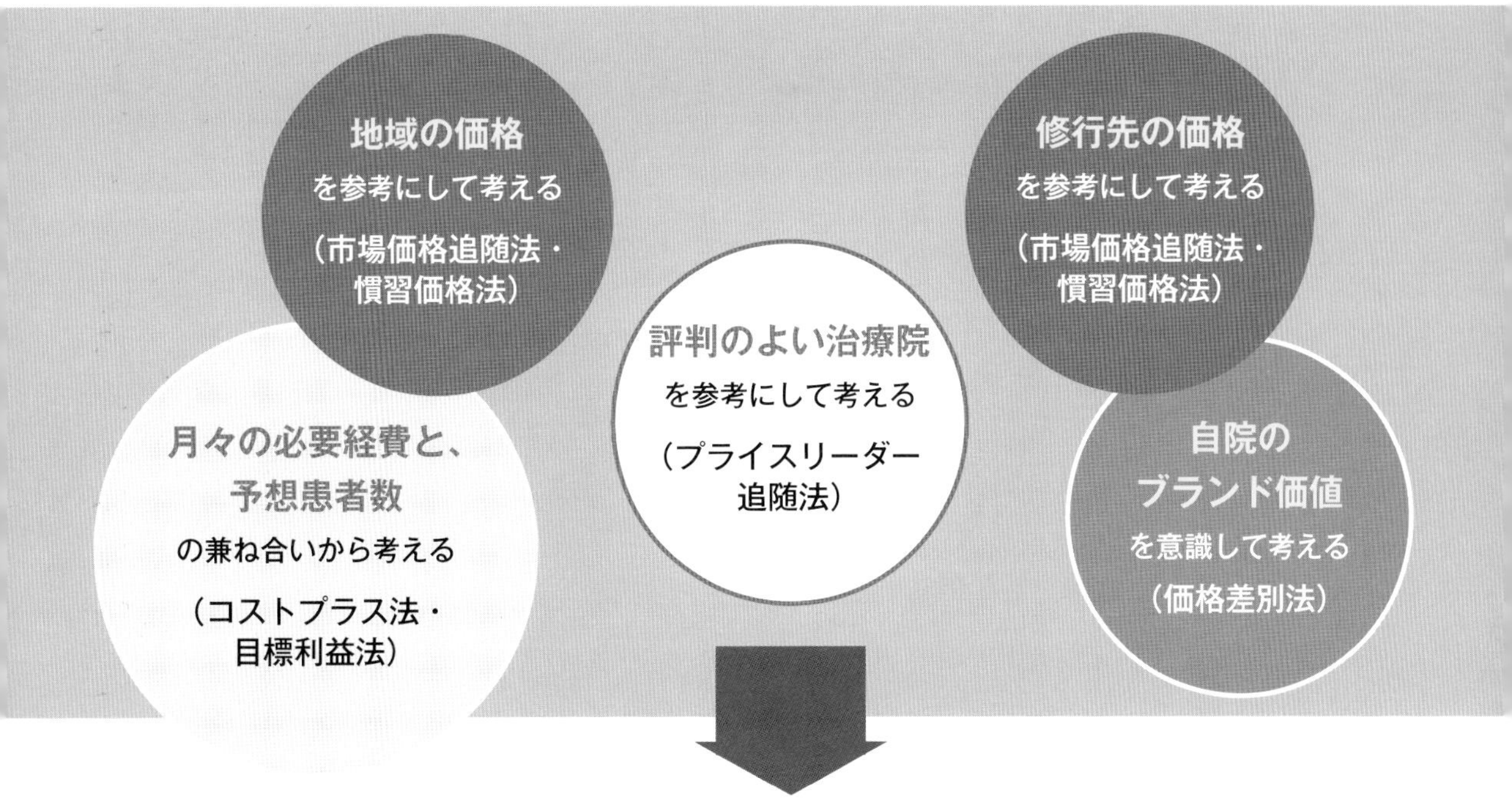
地域の価格
を参考にして考える
（市場価格追随法・
慣習価格法）
修行先の価格
を参考にして考える
（市場価格追随法・
慣習価格法）
評判のよい治療院
を参考にして考える
（プライスリーダー
追随法）
月々の必要経費と、
予想患者数
の兼ね合いから考える
（コストプラス法・
目標利益法）
自院の
ブランド価値
を意識して考える
（価格差別法）

一度価格を決めると、キャンペーン等で値下げはできても、値上げすることはなかなか難しいので注意

先輩 Voice

治療費はどのように決めましたか？

・師匠の治療院のメニュー価格を参考に、少しだけ安くして始めました。その後に値上げして、同じ水準にしました。

・メニュー価格は「自分なら通える・通いたい」と思える基準で設定しました。

・医療用品の業者さんとの相談で決めました。

・修行先を参考にして、地域の平均価格よりも少し高く設定しました。

・1回では完治できない症状には、専門の治療コースを設けて複数回通院してもらうようにしました。

・鍼灸院には珍しい会員制を導入しました。これは会員の患者にはリーズナブルに、長く通っていただきたいとの願いから考えました（ビジターの方も来院します）。敷居が高くなったことはたしかですが、鍼灸の魅力が分かった患者は長く通っています。

・治療代は一律 5,000 円で、ほかに治療メニューはありませんが、別に会員制度というのがあって、加入すると同居家族の治療代も安くなるというものです。また、法人会員もあって、加入するとそこに勤務する人たちの治療代が安くなります。年会費は 30,000 円で治療代が 3,500 円になります。年間で 20 回以上当院を利用する場合は、会員になった方がお得です。

・治療代のほかに初診料として 2,000 円を頂いています。

Part.6

⑤ マイナンバーについて

患者のマイナンバーは受け取らない

2016年からマイナンバー制度（社会保障・税番号制度）の本格運用がスタートしました。まずは制度の内容をおさらいしておきましょう。

マイナンバー制度とは、国民全員に12桁の番号を割り振ることにより、行政の手続きなどを簡素化する仕組みです。利用者（国民）の利点は、各種公的な手続きや申請をする作業が簡素化されることです。具体的には、年金の受給資格を確認するとき、雇用保険の資格を取得するとき、医療保険の給付請求をするときなどです。

治療院経営の立場で見ると、患者に対しては医療保険の給付請求などで関連することが考えられます。ただし、現時点では具体的な運用が決まっていませんので、マイナンバーを知らせてもらう必要はありません。むしろマイナンバーは重要な個人情報で、漏えいしないように細心の注意を払わなければなりませんので、安易にもらわないようにしましょう。患者から提出されても今の時点では受け取ってはいけません。

スタッフがいる場合はマイナンバーが必要

一方、給料などはマイナンバーを使って管理することになるので、スタッフにはマイナンバーを提出してもらう必要があります。正社員以外でも、アルバイト、パートのスタッフについても同様です。

また、スタッフに扶養家族がいる場合、扶養家族のマイナンバーも必要です。

マイナンバーカードで提出してもらう場合は、カードの両面のコピーが必要です。また、通知カードで知らせてもらう場合には併せて運転免許証などの身分証明書のコピーが必要です。もっとも重要なマイナンバーはカードの裏面に記されています。そのため、カードの裏面をコピーできるのは、行政機関や雇用主など法令に規定された人に限定されています。それ以外の人はコピーできず、書き写すことも禁止されてます。

スタッフのマイナンバーは、細心の注意を払って管理しましょう。保管方法としては、院長など雇用主や情報を管理する責任者以外が見られる場所は避けて、施錠できる場所に保管するのがよいでしょう。正当な理由なく他人のマイナンバーを第三者に知らせた場合は罰則（罰金や懲役）があります。

現時点では記録の必要があるのはスタッフとスタッフの扶養家族のみです。また、退職したスタッフのマイナンバーは不要ですし、使用目的なく保管しておくことも禁じられているので速やかに破棄しましょう。

【　マイナンバー取り扱いの注意点　】

患者のマイナンバーは受け取らない

今のところ患者のマイナンバーを控える必要はないので、診察券を作るときに本人確認用としてマイナンバーの記入欄は必要ありません。不用意にマイナンバーを受け取ったりすることがないようにしましょう。

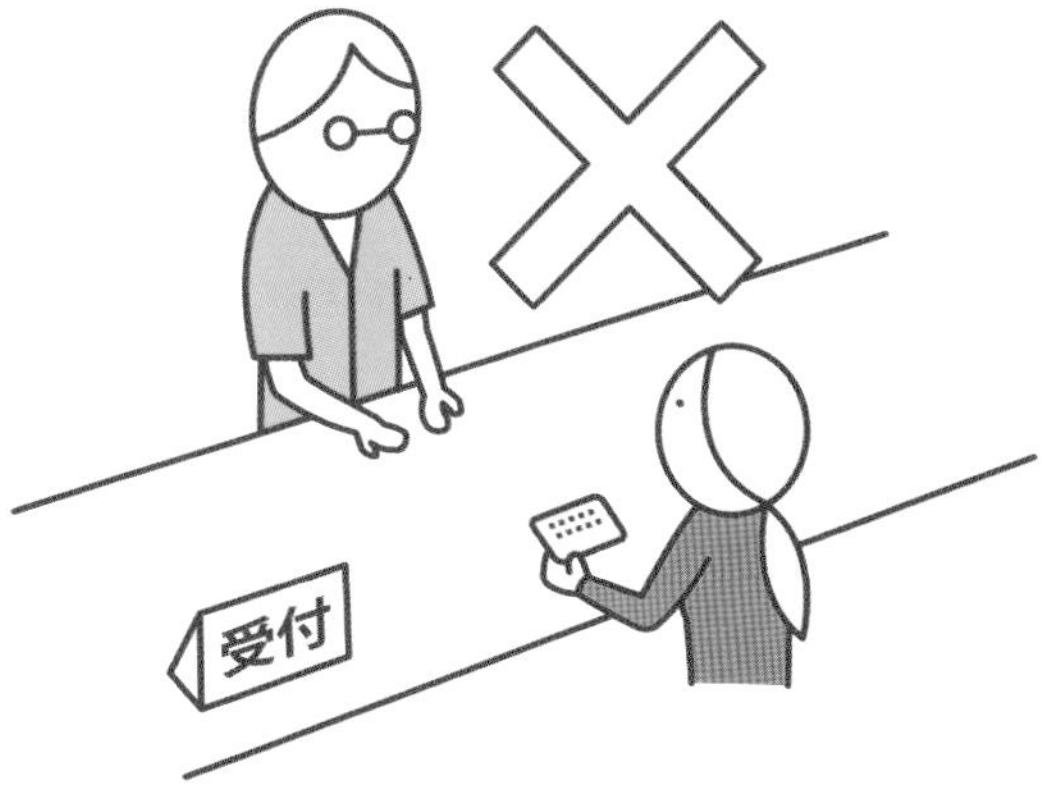

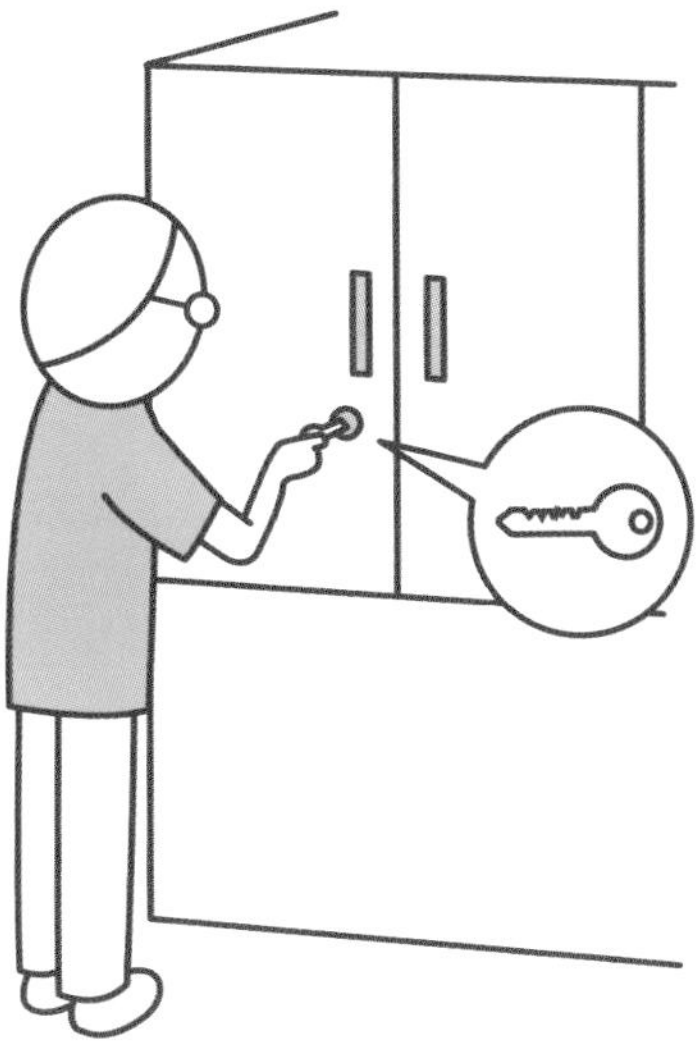

スタッフのマイナンバーは厳重に保管

スタッフのマイナンバーを集める際は、他人の目に触れないよう、細心の注意を払って集めます。具体的には院長以外の目に触れることのないよう、施錠ができる棚や箱に保管するなどの対処をしてください。また、使用の目的なくマイナンバーを保管することは禁じられていますので、退職したスタッフの分は適切に破棄します。

不当にコピー・流出しない

マイナンバーは不当にコピーしたりしてはいけません。正当な理由なく、故意に他者のマイナンバーを流用すると、罰金や懲役などの罰則規定があります。故意がない場合は刑事罰にはならないとされていますが、故意がなくても個人情報を流出させてしまうと、信頼の失墜や民事で訴えられる可能性につながります。

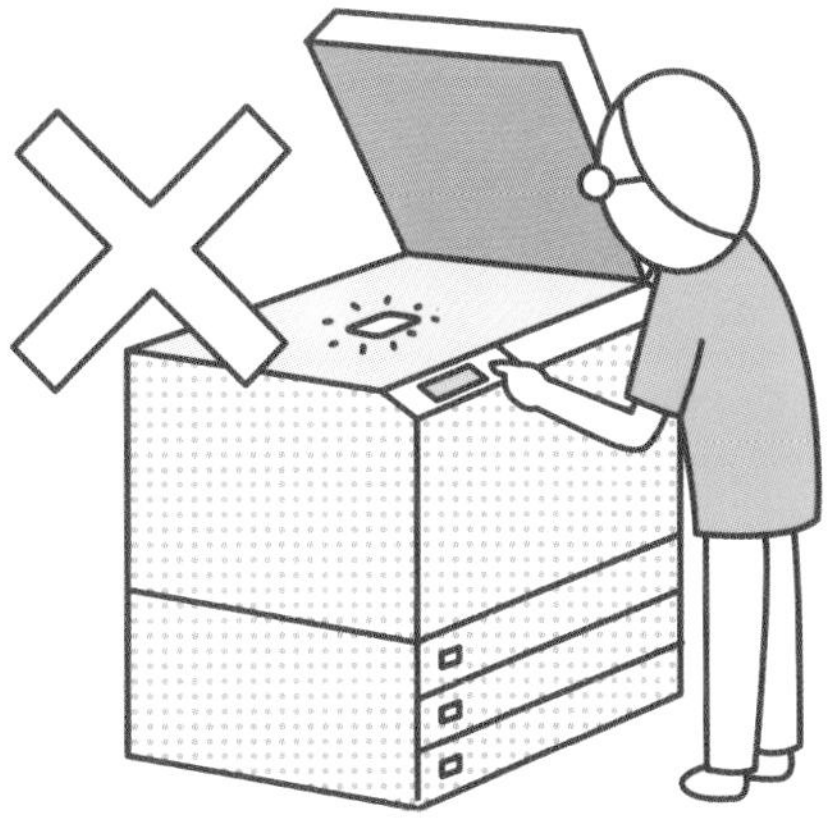

Part.6

⑥ カルテを準備する

カルテはどんなものをどうやって管理する?

カルテは重要な情報です。それだけに、カルテの管理や活用法などにも注意しなくてはいけません。

まずはカルテの種類として、紙カルテと電子カルテがあります。紙のカルテはすぐに情報を書き込むことができ、図や絵も自由に描けるといったメリットがあります。ただし、患者の数が増えると場所をとるようになる、データ統計がとりづらいといったデメリットもあります。

一方の電子カルテは、その逆の特徴を持っていると言えるでしょう。つまり、イラストを描き入れるといった自由度は低く、その代わり、場所をとらず、来院した患者のカルテもすぐに検索し、探し出すことができます。どれだけ精密にデータを取る必要があるのか、来院患者数は将来的にどれくらい見込んでいるのか、導入する資金があるかなど、総合的に考えて判断します。

カルテの書式は自由分かりやすいことが大切

カルテの書式については、市販のものを使う方法と、治療院オリジナルの書式を作る方法、研究会や治療スタイル独自のカルテを用いる場合があります。症状や健康状態、来院履歴など基本的な情報だけまとめていくのであれば市販のもので十分かもしれません。情報は必ずしも多ければよいというわけではありません。たくさん情報を記録すると、そのせいでカルテそのものが読みづらくなります。

一方、紹介者、治療院を知ったきっかけ、職業などについても情報を集めていく場合は、市販のカルテに欄がないことがあるため、使い勝手を考えながら工夫した書式を作るのがよいでしょう。紹介中心で患者が来院することが多い場合、どの人が、どういう経緯で来院しているかを分析することもできます。

紙カルテは一般的には専用の棚を作るなどして保管しますが、他の患者の目に入ったり、手がとどく場所に置くのは危険です。基本的にはスタッフのみが出入りする場所で保管します。情報を守るという観点から、施錠できる棚に入れたり、カルテを管理する人を限定するといった工夫も大切です。

保管については、主に名字の50音順に分類して並べる方法と、来院日や頻度で分類して並べる方法があります。

さらに、来院が多い人と少ない人を分けるといった分類方法もあります。毎週来院する人、年に数回だけ来院する人、一度だけ来院した人といった分け方ができるでしょう。

来院頻度が低い患者に関しては、カルテをいつまで保管しておくかを決めておきます。廃棄する場合はシュレッダーにかけるなどして、適切に処理しましょう。

カルテに必要な項目の例

カルテには余診表として、患者に書き込んでもらう項目と、治療家が問診や治療をしながら書き込む項目があります。特に、治療家が書き込むスペースには、イラストや写真を用いたりして、自分の得意な記入方法で記録ができるとよいでしょう。

・氏名
・住所
・年齢
・往診歴
・主訴
・食事
・便通

・尿
・睡眠
・月経
・飲酒
・喫煙
・スポーツ
・アレルギー

・服用薬
・以前の怪我
・以前の病気
・脈診
・顔の様子
・舌診

…他

その他、自分の治療法において必要な情報は追記して書き込めるようにします

カルテの保管

カルテは治療家の財産です。患者からの開示を求められたら開示する必要があり、さらに税務署からのチェックが入ったら、その際も正確な患者数などを確認する際に必要になります。個人情報保護の観点からもカルテはしっかりと保管しましょう。鍵をかけられる棚ならば安心ですが、取り出しやすさも重要なため、自分に合ったカルテ用の棚を探しましょう。最低限患者の目のつくところに置かないなどの対策は行うこと。また、電子カルテも普及していますので、導入を検討してみるのもよいかもしれません。

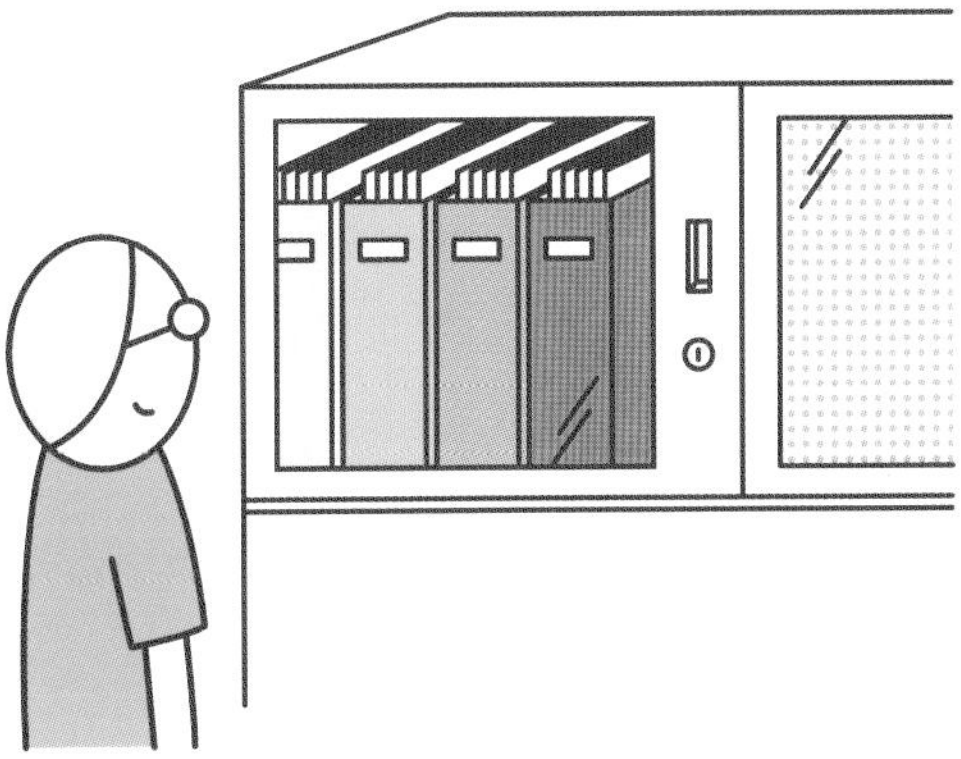

Column

スタッフの雇用

患者が増えて一人で対応しきれなくなると、スタッフが必要になってきますが、難しいのは雇用のタイミングです。忙しくなってから雇用すると、接遇の研修や技術の指導を十分に行う余裕が持てません。かといって、集患が安定しないタイミングで雇用すると、人件費の面でリスクが高くなります。ある程度、経営が安定してくれば、まだ一人で対応できる程度の時期から、新たなスタッフの雇用を頭に入れておくとよいでしょう。

雇用体系は正社員、契約社員、アルバイト、パートなどがあります。労働条件や賃金の契約条件を考えて、検討する必要があります。雇用の際は、インターネットの求人広告、業界紙への求人広告、ハローワークなどに求人を出します。特に、業界紙への求人は治療への意識が高い、専門的な知識や技術を持った人材が集まりやすいと言えます。また、大学や専門学校の学生支援課を通して、新卒や受付として学生アルバイトを雇用するという方法もあります。

いずれの場合も、一度雇用をしてしまうと雇用体系に関わらず雇い主側から解雇するのは難しいので、雇用の際は慎重に検討しましょう。

雇用の際に考えるポイント	賃金、雇用体系、具体的な業務内容、持っていてほしい資格、昇給、賞与の有無、試用期間の有無など。

開業準備チェックリスト

□ 退職先の上司には開業意向を伝えましたか？　また円満退職できるように尽力しましたか？

□ 退職後、国民年金への切り替え（退職後14日以内）や、国民健康保険の加入手続き（退職後なるべく早く）、または健康保険の任意継続の手続き（退職日から20日以内）は行いましたか？

□ 資金は足りていますか？　助成金などの制度がないか調べましたか？　金融機関に融資の交渉にはいきましたか？

□ コンセプトは明確になりましたか？

□ 開業場所を決めるときに商圏調査をしっかり行いましたか？

□ 治療院名は決まりましたか？

□ 個人事業の開業届は出しましたか（開業日から1カ月以内）？

□ 青色申告にする場合は、申告手続きはしましたか？

□ 開業届を保健所に提出しましたか（開業から10日以内）？

□ 保健所の立ち入り検査は受けましたか？

□ 治療院の銀行口座は作成しましたか？

□ 備品は整っていますか？

□ 電気、ガス、インターネットの開通手続きは済みましたか？

□ 治療院のウェブサイトは準備しましたか？　ちらしなどは準備しましたか？

□ 鍼の廃棄業者との契約はしましたか？

□ 領収書、納品書の準備はしましたか？

□ カルテ、診察券は準備しましたか？

□ 職能団体などに入会はしましたか？

開業目標シート

本書では、開業に必要な準備や考え方を紹介しました。実際に自ら計画を立て、開業に向けて今日からできることを始めていきましょう。

私は　　年後までに　　　円の資金を貯めて、開業します。

そのために今日からできること

資金面

・月々＿＿＿＿円ずつ貯金する

・

・

その他

・

・

・

技術面

・

・

・

・

・

・

・

・

開業後のビジョン・計画

「開業」こそ、本来のスタートです。その後のビジョンを明確化して、開業後どのように治療院を発展させていきたいのか、治療家としてどう生きていきたいのかの目標も、はじめから持っておくことが大切です。

月々の患者　　人
売上目標　　円

○年後
1st ステップ
（基礎固め）

月々の患者　　人
売上目標　　円

そのためにすること
・
・
・

○年後
2nd ステップ
（成長期）

月々の患者　　人
売上目標　　円

そのためにすること
・
・
・
・

○年後
3rd ステップ
（熟成・拡大期）

月々の患者　　人
売上目標　　円

そのためにすること
・
・
・
・
・
・

取材・編集協力

岡田高(岡田高鍼灸治療所annex美和健康館)
奥田一道(ユマニテク医療福祉大学校)
松田力(松田力税理士・社会保険労務士事務所)

岩田源太郎、典子(鍼屋岩田)
尾名高典子(治療院アジアート)
佐藤和子(はりきゅう処 群青)

阿部智明(阿部鍼灸院)
内堀健太(内堀健太鍼灸院)
浦邉茂郎(えびす鍼灸院)
岡本昌克(なのはな鍼灸院)
岡本真理(麻布ハリーク)
川井文仁、公美(稲野治療院)
北井和(なごみ鍼灸院)
北虎哲(本町北はり灸院)
小池俊治(東明堂小池鍼灸院)
児山俊浩(一鍼)
齋藤友良(齋藤鍼灸院)
武智大輔(たけちはり灸院)
土門奏(土門治療院)
中村真理(まり鍼灸院)
成岡玉江(鍼灸スノルノ)
成瀬真一郎(成瀬鍼灸治療院)
西田佐知子(鍼灸院百花堂)
西村和重(鍼灸香里治療院)
畑瀬理恵子(なちゅら鍼灸院)
初沢茂篤(はり処温篤)
東温子(オリエント鍼灸院)
松本智行(蒼空鍼灸院)
松本龍平(松本治療院)
矢島道子(鍼灸グワイヒア)
山本利護彦(バランスファクトリー 山本はりきゅう治療院)
横山美樹(アイム鍼灸院)

大口俊徳(大口鍼灸治療院)
澤村照正(澤村照正税理士事務所)
鈴木真理子(鍼灸サロンAcus)

伊達直太

デザイン　橘奈緒
イラスト　大野文彰

はじめての　鍼灸マッサージ治療院
開業ベーシックマニュアル

2016年7月15日　初版第1刷
2022年6月10日　初版第3刷

編　者　医道の日本社編集部
発行者　戸部慎一郎
発行所　株式会社医道の日本社
〒237-0068
神奈川県横須賀市追浜本町 1-105
TEL　046-865-2161
FAX　046-865-2707

印刷・製本　ベクトル出版印刷株式会社
ISBN978-4-7529-1388-7